漫中医，慢生活

做自己的中医师

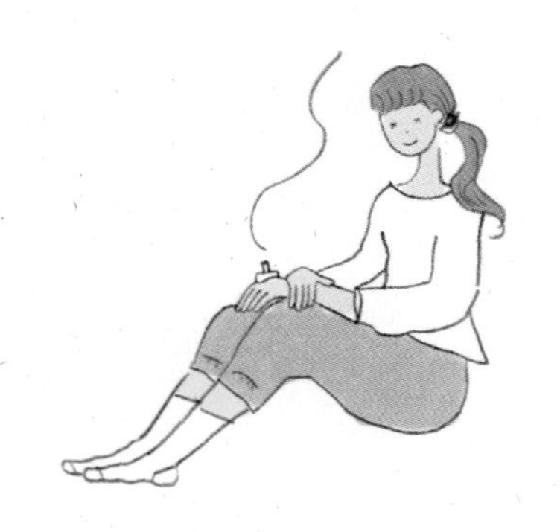

著者 〔日〕根本幸夫

译著 高 鹏 孙 翔

主审 宋爱莉

修订 橘井堂

青岛出版集团 | 青岛出版社

图书在版编目（CIP）数据

漫中医，慢生活 / (日) 根本幸夫著 ; 高鹏, 孙翔译著. 一青岛 : 青岛出版社, 2022.9

ISBN 978-7-5736-0221-3

Ⅰ. ①漫… Ⅱ. ①根… ②高… ③孙… Ⅲ. ①养生(中医)－基本知识 Ⅳ. ①R212

中国版本图书馆CIP数据核字(2022)第111404号

山东省版权局著作权合同登记号 图字：15-2021-335号

MAN ZHONGYI, MAN SHENGHUO: ZUO ZIJI DE ZHONGYISHI

书　　名　漫中医，慢生活：做自己的中医师
著　　者　〔日〕根本幸夫
译　　著　高 鹏 孙 翔
主　　审　宋爱莉
修　　订　橘井堂
出版发行　青岛出版社（青岛市崂山区海尔路 182 号，266061）
本社网址　http://www.qdpub.com
邮购电话　0532-68068091
责任编辑　傅 刚 王玉娟 E-mail：qdpubjk@163.com
封面设计　光合时代
内文排版　W戊戌同文
印　　刷　青岛新华印刷有限公司
出版日期　2022 年 9 月第 1 版 2022 年 9 月第 1 次印刷
开　　本　16 开（710mm × 1000mm）
印　　张　10.75
字　　数　150 千
书　　号　ISBN 978-7-5736-0221-3
定　　价　48.00 元

编校印装质量、盗版监督服务电话 4006532017 0532-68068050

引子 试着体验中医吧！

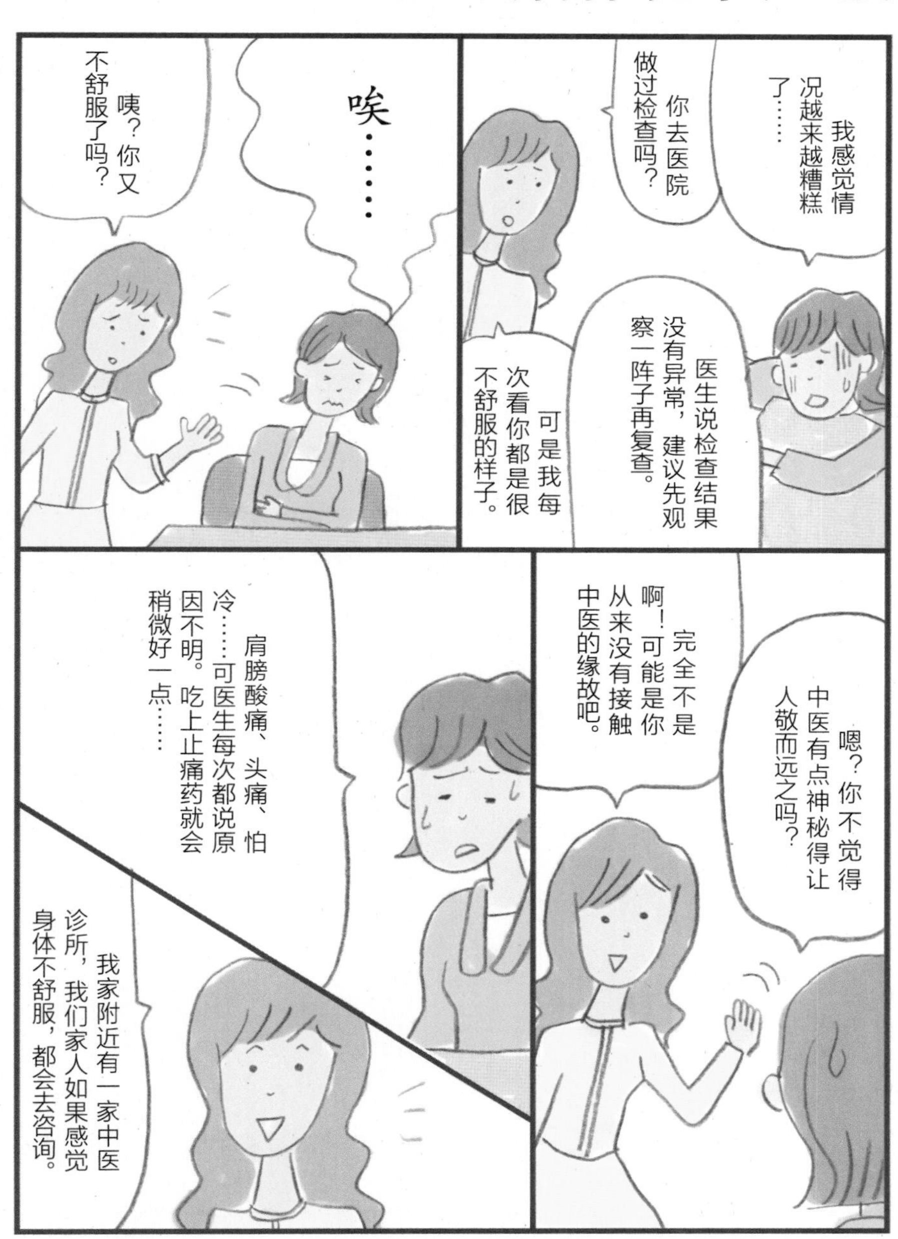

我感觉情况越来越糟糕了……
你去医院做过检查吗？
医生说检查结果没有异常，建议先观察一阵子再复查。
可是我每次看你都是很不舒服的样子。
唉……
咦？你又不舒服了吗？
嗯？你不觉得中医有点神秘得让人敬而远之吗？
完全不是啊！可能是你从来没有接触中医的缘故吧。
肩膀酸痛、头痛、怕冷……可医生每次都说原因不明。吃上止痛药就会稍微好一点……
我家附近有一家中医诊所，我们家人如果感觉身体不舒服，都会去咨询。

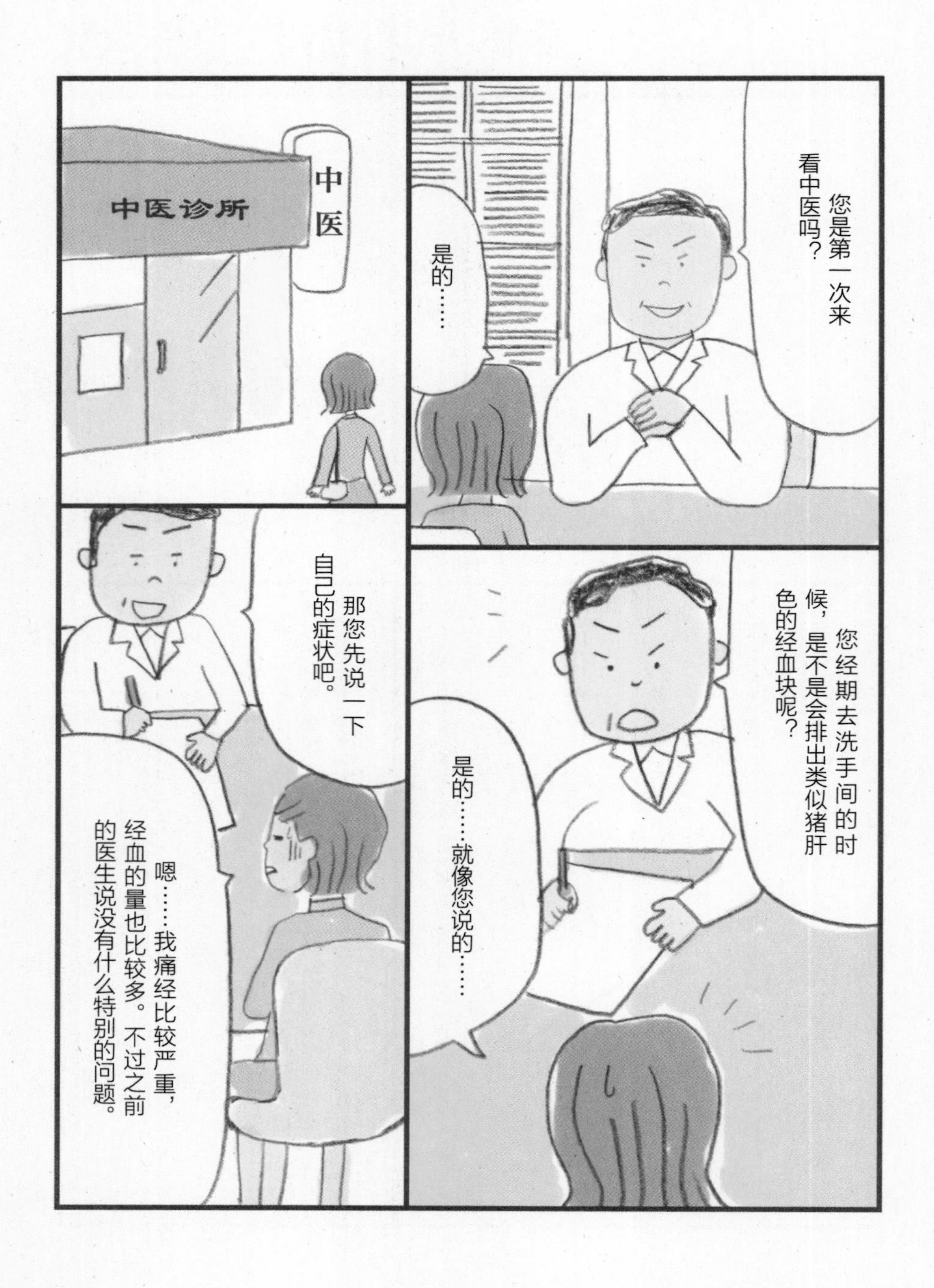
中医诊所
中医
您是第一次来看中医吗？
是的……
那您先说一下自己的症状吧。
嗯……我痛经比较严重，经血的量也比较多。不过之前的医生说没有什么特别的问题。
您经期去洗手间的时候，是不是会排出类似猪肝色的经血块呢？
是的……就像您说的……

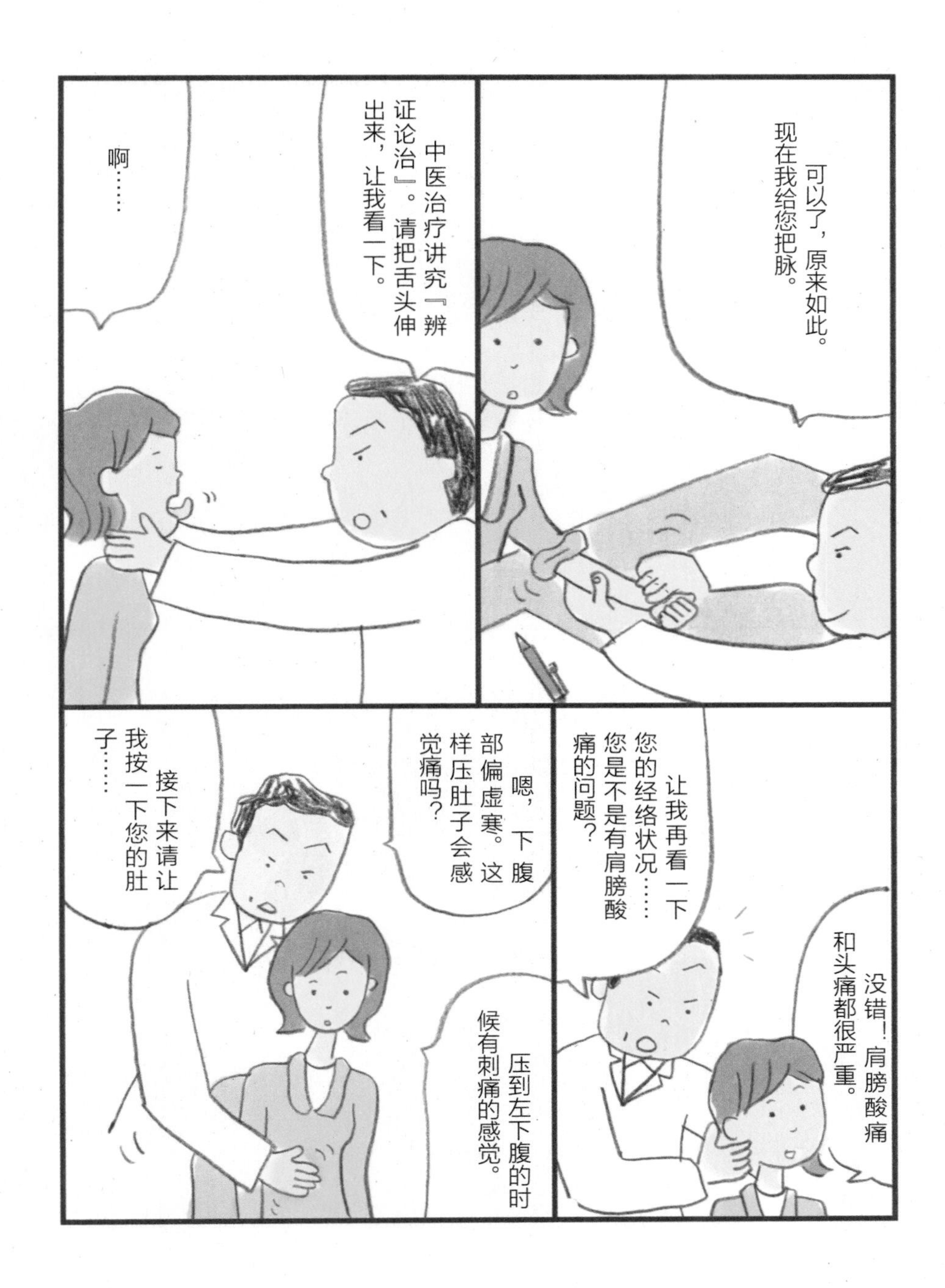
可以了，原来如此。现在我给您把脉。
中医治疗讲究『辨证论治』。请把舌头伸出来，让我看一下。
啊……
没错！肩膀酸痛和头痛都很严重。
让我再看一下您的经络状况……您是不是有肩膀酸痛的问题？
嗯，下腹部偏虚寒。这样压肚子会感觉痛吗？
接下来请让我按一下您的肚子……
压到左下腹的时候有刺痛的感觉。

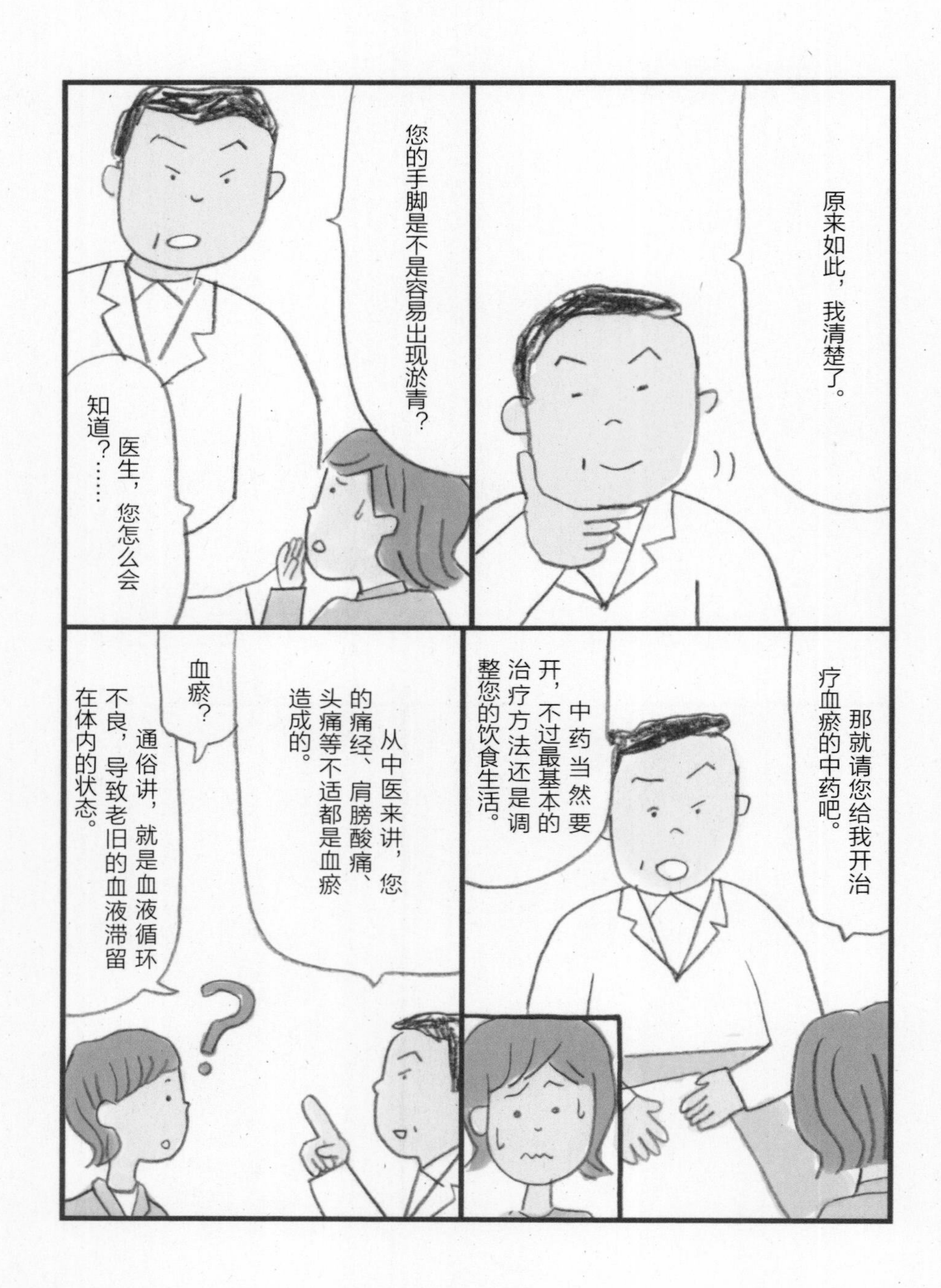

原来如此，我清楚了。
您的手脚是不是容易出现淤青？
医生，您怎么会知道？……
那就请您给我开治疗血瘀的中药吧。
中药当然要开，不过最基本的治疗方法还是调整您的饮食生活。
从中医来讲，您的痛经、肩膀酸痛、头痛等不适都是血瘀造成的。
血瘀？
通俗讲，就是血液循环不良，导致老旧的血液滞留在体内的状态。

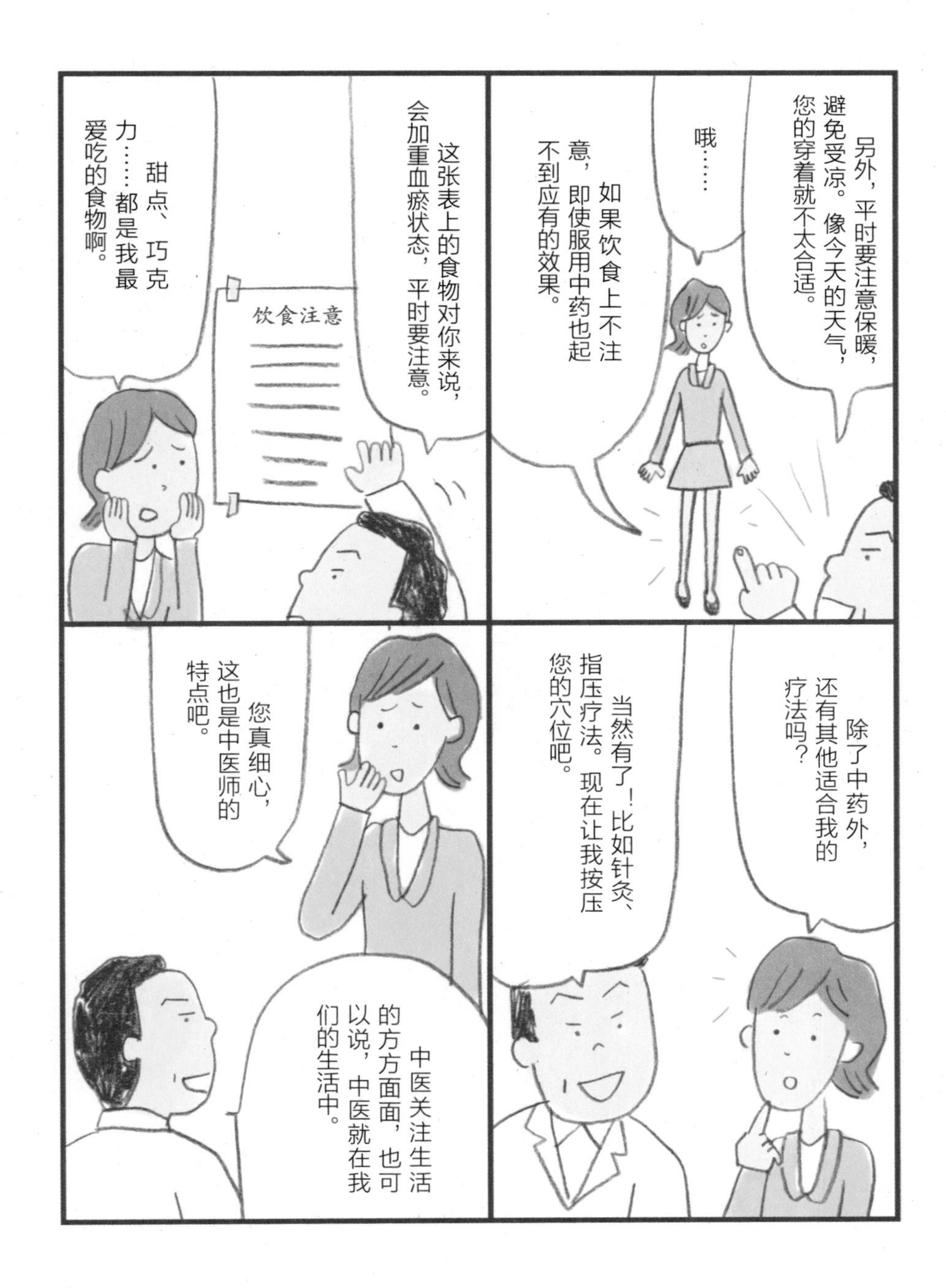
另外，平时要注意保暖，避免受凉。像今天的天气，您的穿着就不太合适。
哦……
如果饮食上不注意，即使服用中药也起不到应有的效果。
这张表上的食物对你来说，会加重血瘀状态，平时要注意。
饮食注意
甜点、巧克力……都是我最爱吃的食物啊。
除了中药外，还有其他适合我的疗法吗？
当然有了！比如针灸、指压疗法。现在让我按压您的穴位吧。
您真细心，这也是中医师的特点吧。
中医关注生活的方方面面，也可以说，中医就在我们的生活中。

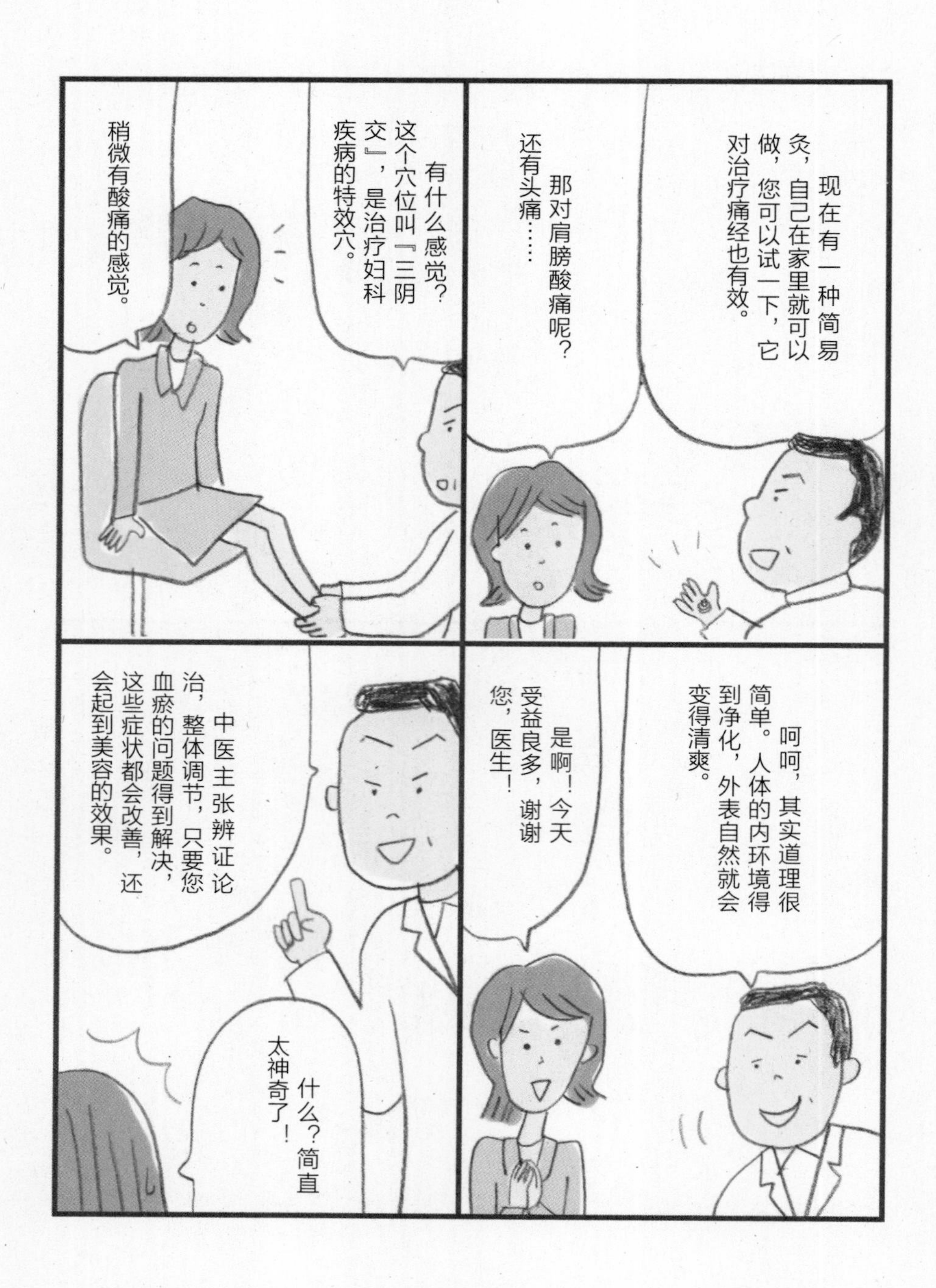
现在有一种简易灸，自己在家里就可以做，您可以试一下，它对治疗痛经也有效。
那对肩膀酸痛呢？还有头痛……
有什么感觉？这个穴位叫『三阴交』，是治疗妇科疾病的特效穴。
稍微有酸痛的感觉。
呵呵，其实道理很简单。人体的内环境得到净化，外表自然就会变得清爽。
是啊！今天受益良多，谢谢您，医生！
中医主张辨证论治，整体调节，只要您血瘀的问题得到解决，这些症状都会改善，还会起到美容的效果。
什么？简直太神奇了！

目录

第3章

药膳食疗，经穴按摩，居家保健很简单

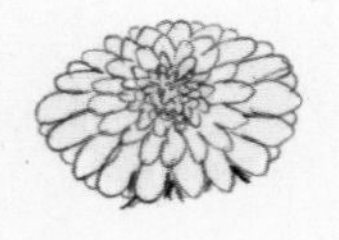

第4章

26种常见不适的自疗法

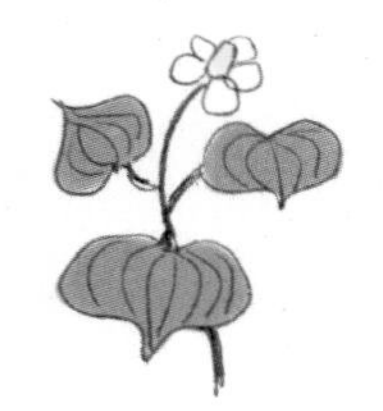

第1章

调整身心平衡，提升自愈力的中医学

中医认为，每个人都要了解自己的健康状态，如此才能更好地调养自己的身体。

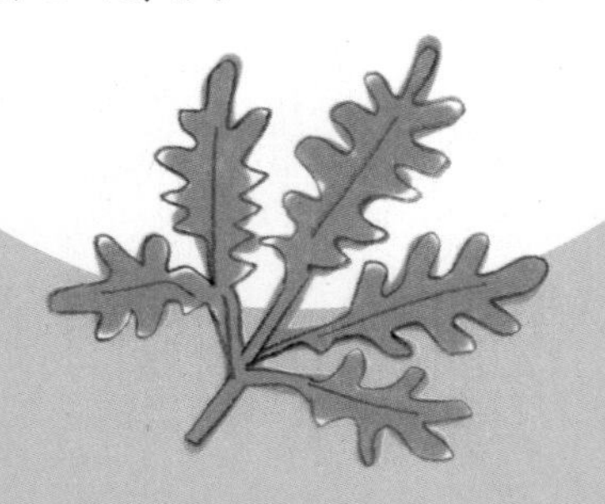

食疗与穴疗：在家就能做的自疗法

提起中医疗法，大家会想到什么呢？

最先想到的，应该是中药吧。或许有些人会说：“中药配方好复杂，煎起来比较麻烦吧？”那么，当我们出现身体酸痛的时候，有没有去接受过针灸或穴位按摩治疗呢？其实，这些都是中医疗法。除此之外，药膳食疗、导引功法也都属于中医疗法的范畴。从这个角度来看的话，在生活中接触过中医的人应该不少吧。

中医有2000多年的发展历史。虽然它还有某些现代科学无法阐释的部分，但是在漫长的医学实践中，它积累的宝贵的临床经验和大量的医学案例，无不在证明它的有效性。特别是对于慢性病和疑难杂症，采用中药、针灸、食疗等中医综合疗法，常常能获得满意的疗效。

特别是穴位按摩、药膳食疗，都是我们在居家生活中可以自己进行的治疗和保健方法。对身心状态进行自我调整，我想这是中医的独特魅力吧。

中医的主要疗法

中 医

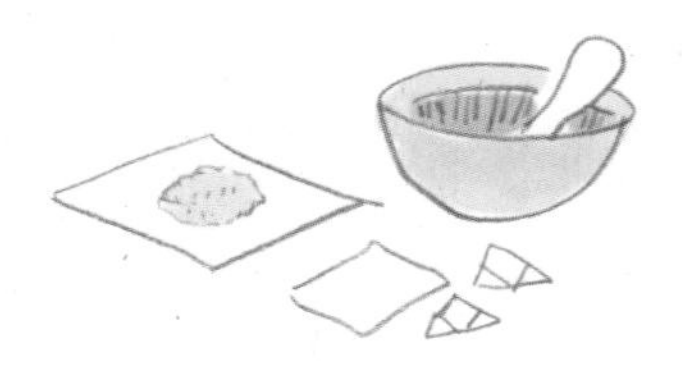

中药

针对疾病的症状和身体的状态，依据中医学理论单独使用或组合调配应用的草药。参见第32页。

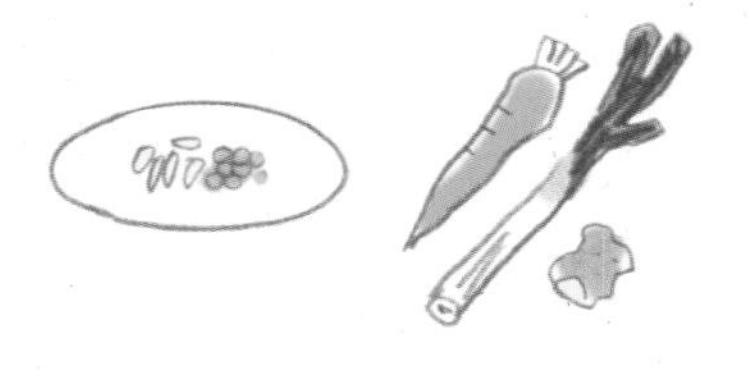

药膳

源于中医学理论的食物疗法。通过调整饮食生活，以及利用食物本身的功效，达到防治疾病和改善体质的目的。参见第30页。

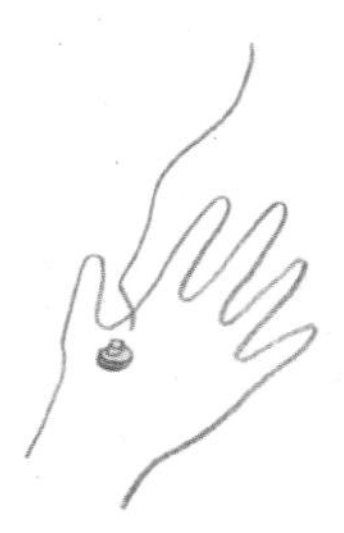

针灸

利用针法或灸法刺激穴位，改善神经调节，调整内分泌代谢，促进血液循环等的治疗法。灸法简单易操作，适合居家保健与治疗。参见第42页。

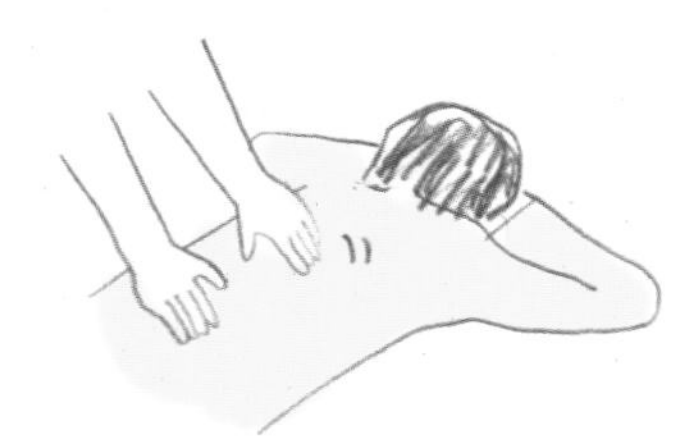

按摩、指压

用手掌或手指刺激经络、穴位的中医疗法。只要了解经络循行路线、穴位功效、取穴方法等，自己就可以轻松地操作。参见第40页。

导引功法

利用独特的呼吸法与经络伸展运动，使体内的气循环通畅的保健方法。

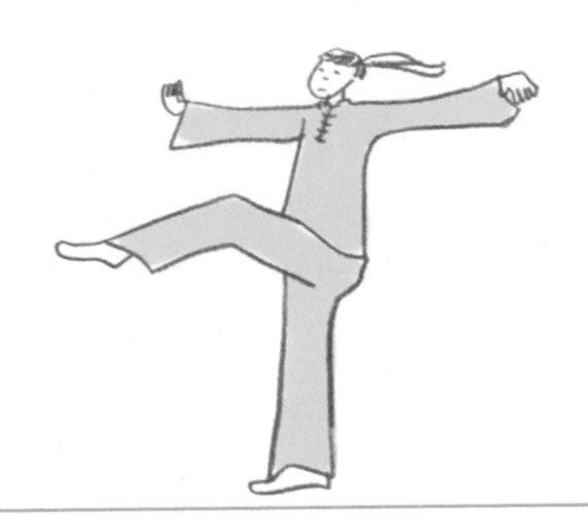

改善体质：身心统一的整体医学

对于令人困扰的痛经和头痛，通过服用止痛药会使疼痛得到抑制。不过，过了一阵子，同样的症状还有可能再次发生，从而就会再次服用药物。由此反反复复容易产生对药物的依赖，或者产生耐药性，或者引起药物不良反应。

就如同医院的诊疗科目细分为呼吸内科、消化内科、神经内科等一样，西医学对人体的研究也是分门别类，从器官、组织、细胞等不同的层面进行观察，找出异常的部位或致病的细菌、病毒，然后对其进行针对性的治疗。而对于有自觉症状但发病原因不明确的情况，却难以对症下药。

中医重视人的体质和自觉症状，强调身心统一性，主张从整体上观察、把握和调整人的健康状态，提升与生俱来的自愈力，从而改善体质，防病治病。

中医与西医的差异

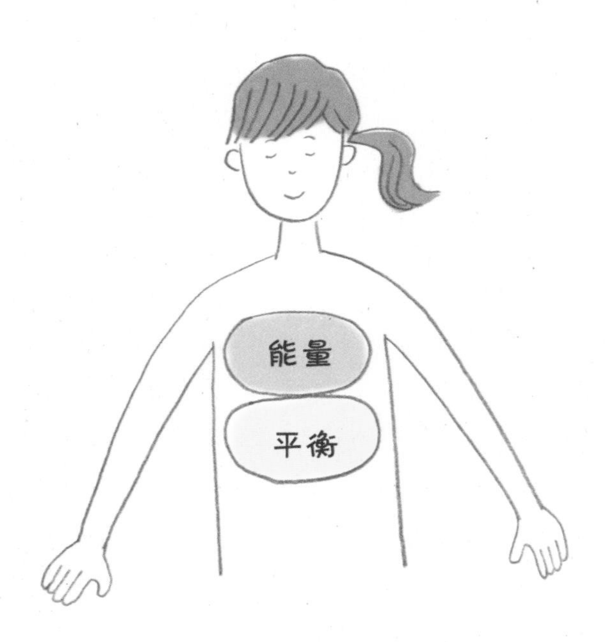

中医

●辨证论治，以提升人类自身原有的自愈力为治疗原则。

●对人体进行整体观察和调节，促进整体的生命状态达到平衡。

●对于原因不明的疾病和慢性病有独特的疗效。

西医

●对症处理，以杀死细菌或病毒，清除病灶，为治疗原则。

●将人体细分为不同的系统、器官、组织进行观察，对病灶或特定的发病原因进行针对性的治疗。

●对于传染病、急性病和手术指征明确的疾病，在治疗方面独具优势。

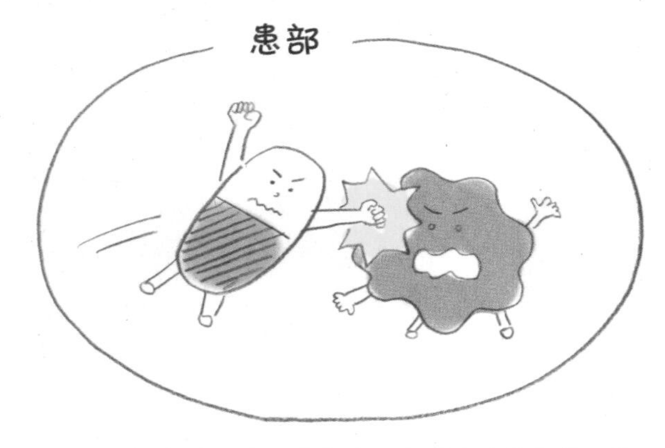

一般来讲，对于罹患同一疾病的不同患者，西医都采取统一的治疗法，而中医则是根据每个患者不同的身心状态，制订个性化的治疗方案，这是中西医最大的不同之处。

『望闻问切』：了解体质状况

西医重视通过各种医学检查来协助诊断，确定病因、病位、病名，由此进行针对性的治疗。中医则是要确立每个患者的“证”。中医认为，同样的疾病，因为每位患者的体质、心理状态不同，所处的地域环境不同，疾病的发展阶段不同，反映出来的疾病表现也会不同，由此形成不同的“证”。因此，概言之，西医是“辨病治疗”，中医是“辨证治疗”。

对于中医而言，“证”的确立非常重要。那么中医是如何获取患者的身心状态和病情信息，从而准确辨“证”的呢？这就是我们下面要讲到的“四诊”——中医诊察疾病的四种基本方法：望诊、闻诊、问诊、切诊。

●望诊

望诊是通过眼睛观察患者状况的诊察法。除了观察患者的形体、姿势、动作、面色、皮肤、毛发以及患部的情况，还要观察其精神状态。望诊中还有一个十分重要的诊察手段——舌诊。舌诊主要是针对舌体的形状、颜色、湿润程度，是否有舌苔，舌苔呈什么颜色等项目进行观察。

●闻诊

闻诊是医生通过听觉和嗅觉对患者进行诊察。凭借听觉诊察的项目主要有：患者的说话声、呼吸状态、咳嗽的声音等。例如：说话音量小，并且呼吸急促，提示肺气虚；干咳、声音嘶哑，多为肺阴虚。此外，患者的说话方式，比如语气、语速，也可以反映他的精神状态。借助嗅觉诊察的项目有：口气、体味以及粪便、尿液的气味。例如：口臭一般提示胃热；大小便气味比较强烈、汗味腥膻，提示体内湿热较重。

●问诊

问诊就是医生询问患者与病情相关的问题，包括患者的自觉症状、症状发生时间、病情发展过程、家族病史、以前的病史、生活习惯等内容，以初步判断疾病发生的原因。中医很重视患者的自觉症状，也就是哪里不舒服，同时询问整体情况，比如：有没有头痛、眩晕？怕冷吗？出汗吗？还会问及近期的饮食情况、粪便与尿液的状态等等。对于女性患者，还会询问月经状况。患者的回答会作为重要的参考，有助于医生对疾病做出诊断。因此，问诊是四诊中最重要的诊察方法。

●切诊

切诊是一种医生通过直接触摸患者身体来获取病情信息的诊察法。切，是接触、按压的意思。切诊包括诊察脉象的“脉诊”（俗称“把脉”）和通过触摸、按压腹部，了解肌肉软硬度，观察患者反应的“腹诊”。

中医通过以上“四诊”获取患者的病情资料，从而为准确辨证、开具药方提供支持，同时可以相应地对患者的饮食起居生活进行指导，进而改善其体质。

脸部反映出的身体状态

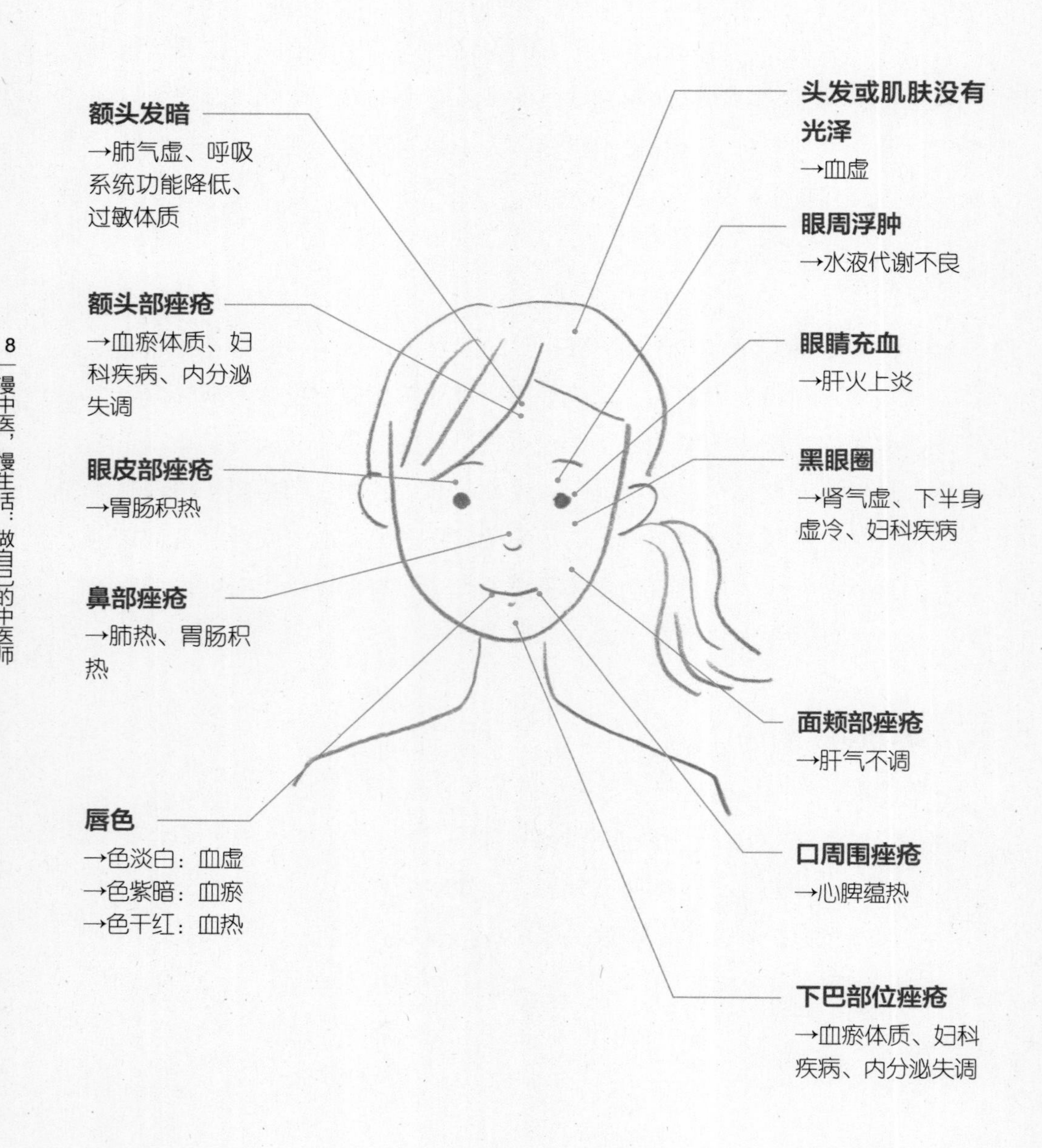

额头发暗
→肺气虚、呼吸系统功能降低、过敏体质
额头部痤疮
→血瘀体质、妇科疾病、内分泌失调
眼皮部痤疮
→胃肠积热
鼻部痤疮
→肺热、胃肠积热
唇色
→色淡白：血虚
→色紫暗：血瘀
→色干红：血热
头发或肌肤没有光泽
→血虚
眼周浮肿
→水液代谢不良
眼睛充血
→肝火上炎
黑眼圈
→肾气虚、下半身虚冷、妇科疾病
面颊部痤疮
→肝气不调
口周围痤疮
→心脾蕴热
下巴部位痤疮
→血瘀体质、妇科内分泌失调

舌头反映出的身体状态

健康的舌象

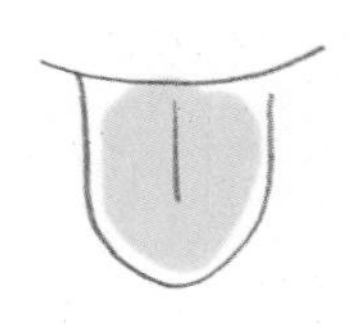

舌色：淡红而润泽。

舌形：大小适中，柔软而活动自如。

舌苔：白色且整体匀薄、干湿适中。

舌下：舌下络脉呈淡紫色，无肿胀。

舌头下方

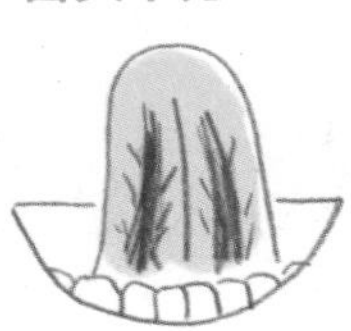

两根静脉黑青发肿

→血液循环不良

舌色

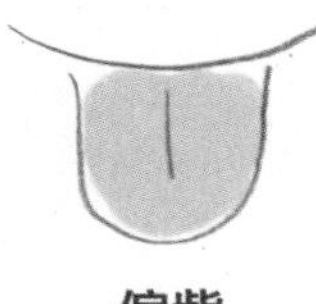

偏紫

→气滞血瘀

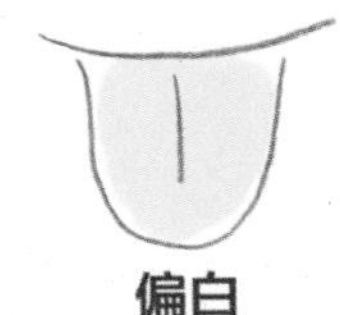

偏白

→寒证、气虚、血虚

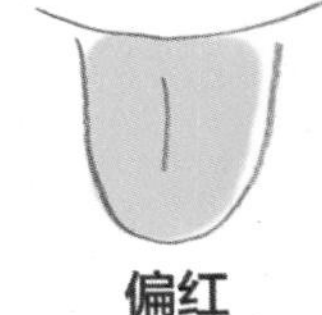

偏红

→热证、阴虚火旺

舌形

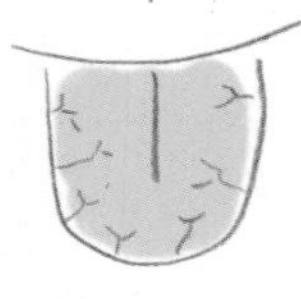

表面干裂

→热证、阴血亏虚

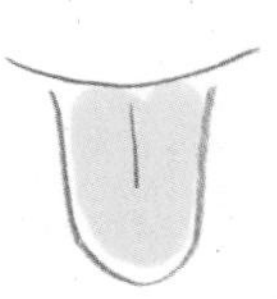

瘦小而薄

→气血两虚

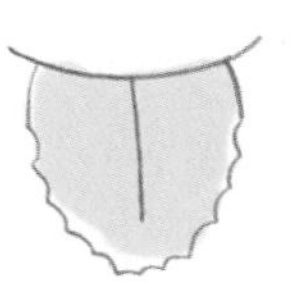

周边有齿痕

→阳气不足

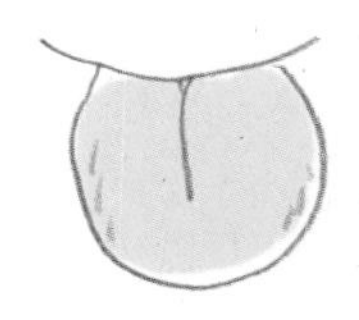

胖大、伸舌满口

→水湿内停、阳气不足

舌苔

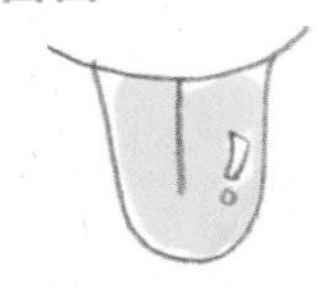

没有舌苔，舌头表面光滑

→气血两虚、胃阴大伤

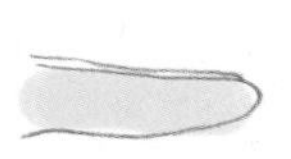

薄，能隐隐见到舌质

→外感风寒、内伤轻症

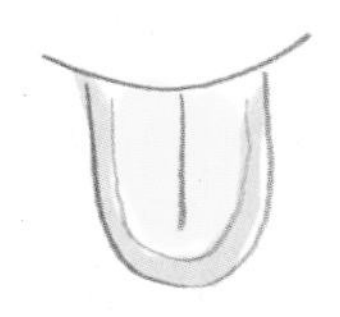

厚而黄燥

→肝胆湿热、胃肠燥热

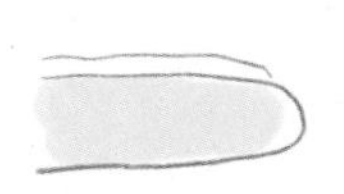

厚而白腻

→湿浊、痰饮、食积

我的中医体验

1

中医教我“减糖”，克服严重皮炎

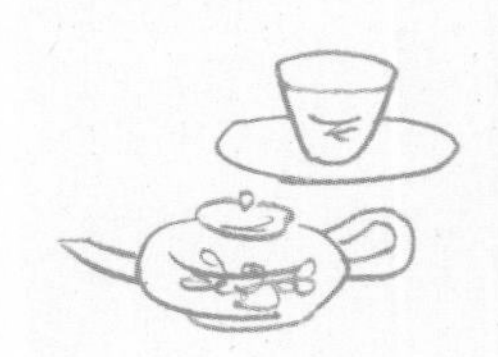

思南：35 岁

中医治疗经历：4 年

从小我的皮肤就不好，工作以后由于整天忙忙碌碌，饮食起居没有规律，皮肤状况越来越差，一直为特应性皮炎所困扰。医生给开了类固醇类的外用药膏，涂抹以后症状暂时可以缓解，不过十天半月后病情又会加重，如此形成恶性循环。朋友建议我去一家中医诊所看一下。我虽然对中医的疗效将信将疑，不过因为实在没有其他的办法，也就抱着试试看的心态去了。

医生对我的病情和生活习惯进行了全面的了解，叮嘱我如何合理地进行“减糖”饮食。并给我开具了中药“白虎加人参汤”，过了一段时间之后又调成了“桂枝茯苓丸加薏苡仁”。

我接受治疗一个月左右之后，皮肤发热和瘙痒的症状都消失了。之后又间断地服用中药，大约经过两年的时间，我的特应性皮炎痊愈了。在此期间体会到饮食会给身体带来重大的影响，我也是吃了一惊。

现在，每当我身体出现不适的时候，我就会想：是不是最近的饮食出现了问题？

第2章

养好气血，打造“不生病”体质

中医学和西医学不同，有其独特的理论。

了解基本的中医学思维，能更好地理解人为什么会生病。

『气』机稳定，身体就健康

说到“气”，汉语中许多表现身心状态的词语，都用到这个字，如朝气、元气、生气、平心静气、年轻气盛等。可以说，“气”与人的精神状态有着相当密切的关联。在日本，“气＝精神力”的观点相当流行，但是中医学中的“气”则具有更广泛的意义。

中医学认为，“气”不仅存在于人体里，自然界中也有“气”的存在。简单来说，“气”就是生命能量，是维持生命活动的根源。人一旦“气”有所消减或运行不畅，生命活动就会受到影响，导致机体衰弱或产生疾病。

比如：秋天空气干燥，人的“肺气”就可能受到损伤，出现咳喘症状；梅雨季节，人体为湿邪所困，“气”的运行就可能受到影响，出现肌肉酸痛、关节屈伸不利的问题。

因此，使“气”保持稳定的状态是健康的关键。对于“气”失调的状态，中医一般会通过中药、药膳、针灸、按摩等方式，来调节“气”的运行，进而调整脏腑机能，达到治疗疾病和保健养生的目的。

身体与“气”的关系

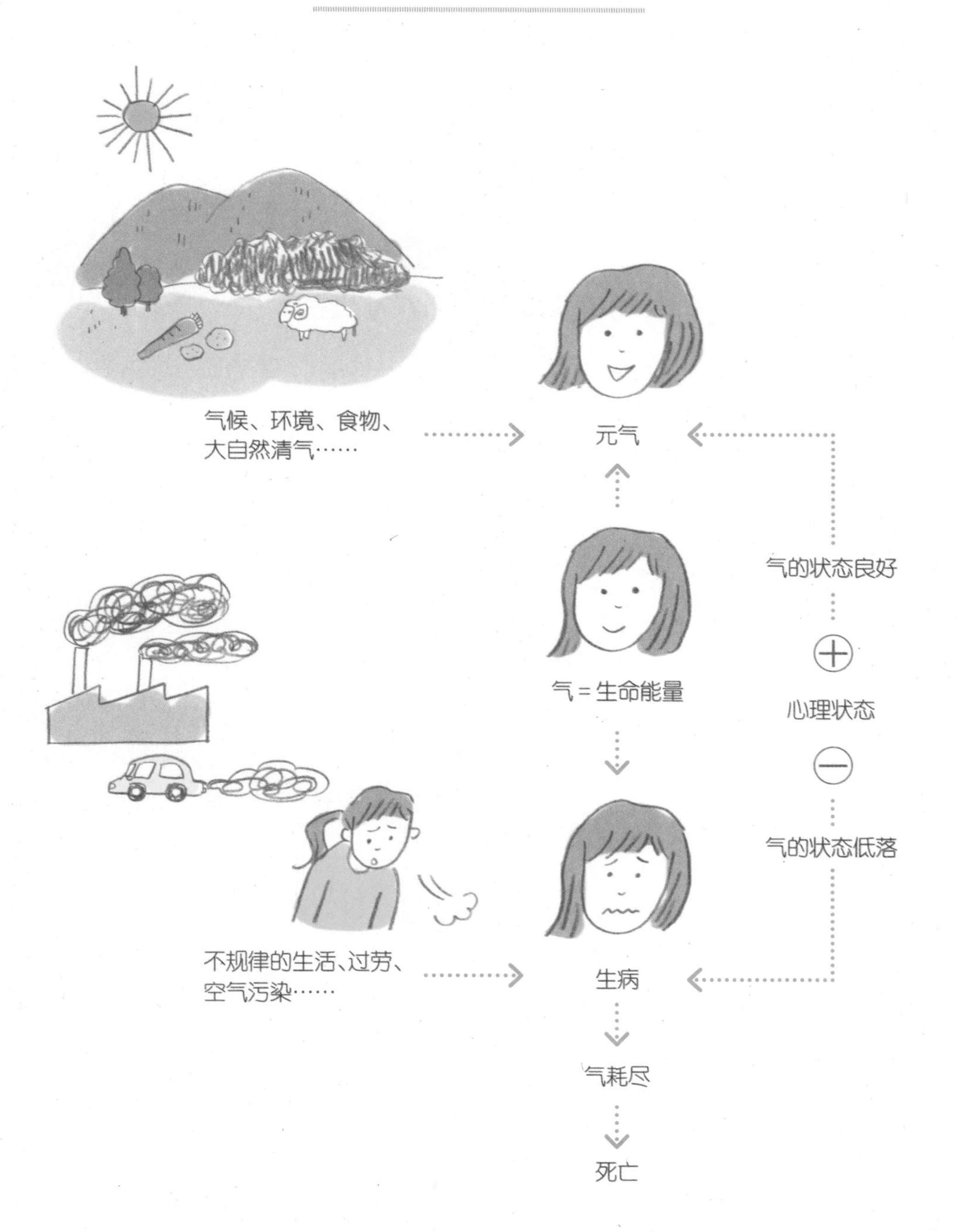

气候、环境、食物、
大自然清气……
元气
气的状态良好
气＝生命能量
心理状态
气的状态低落
不规律的生活、过劳、
空气污染……
生病
气耗尽
死亡

调节人体『阴阳』平衡，发挥自然治愈力

“阴阳论”是中国古代哲学的核心概念，认为自然界的一切物质可以分成“阴”和“阳”两类相互对立又相互作用的物质。比如：在宇宙中，太阳是“阳”，月亮是“阴”；一日当中，白昼是“阳”，黑夜是“阴”；空间中，天是“阳”，地是“阴”。在中医学中，人体同样也可以如此分类。

◇脏腑

中空的胃、小肠等“腑”属“阳”，实质的肝、肾等“脏”属“阴”。

◇体表

容易受到日晒的背部和上半身属“阳”，反之，腹部和下半身属“阴”。

◇全身

人体的功能（如呼吸、消化）属“阳”（阳气），体内的物质（脏腑、骨骼、肌肉、血液、体液）则属“阴”（阴分）。

人体的阴阳一旦失衡，就容易导致疾病的发生，不过自身维持身体平衡的力量（自然治愈力）也会开始发挥作用。中医的治疗目标，就是调动和提升人体的自愈力。

事物的“阴阳”属性

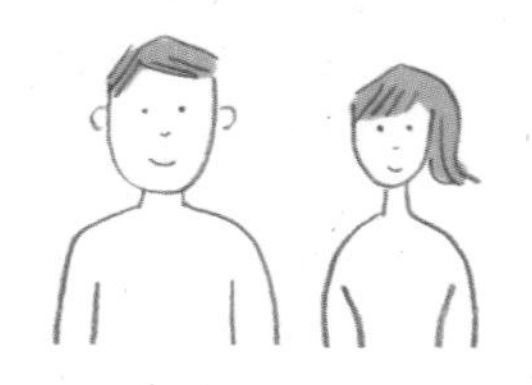

男性属阳　女性属阴

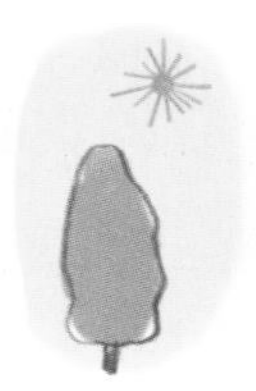

白天属阳　夜晚属阴

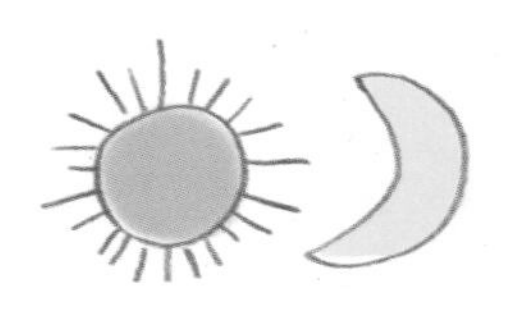

太阳属阳　月亮属阴

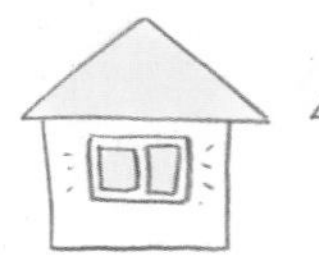

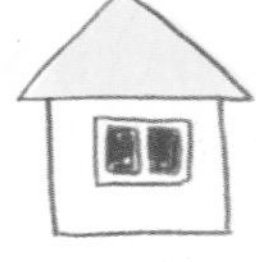

明亮属阳　黑暗属阴

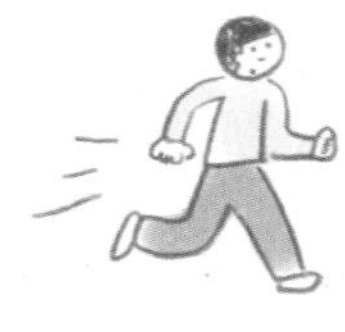

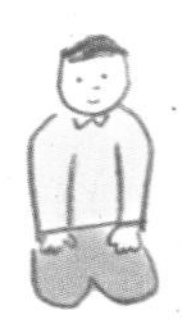

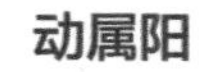

动属阳　静属阴

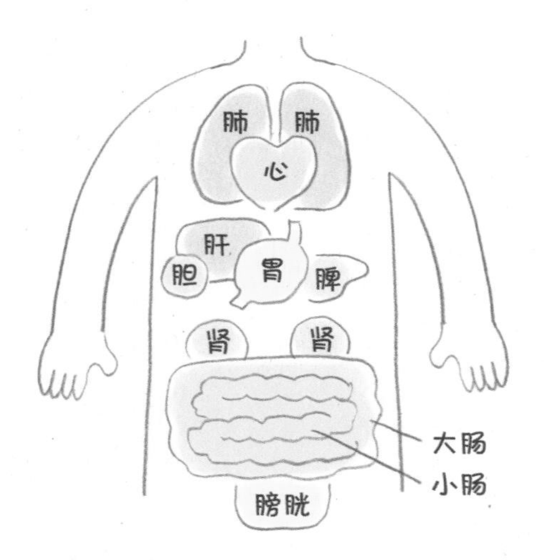

六腑属阳　五脏属阴

＊关于“五脏六腑”，参见第 24~25 页。

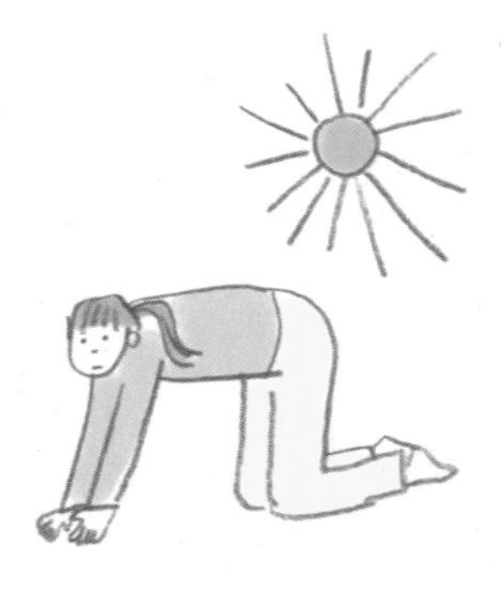

背部属阳　腹部属阴

＊人体无时无刻不在保持着动态的阴阳平衡，这种平衡一旦被打破，人就会生病——这就是中医的思维方式。

对照『五行色体表』，防治疾病保安康

除了“阴阳论”，中医学还有一个重要的基本概念——“五行说”。“五行说”也是源自古代中国的哲学思想，是指世界上所有的物质都是由木、火、土、金、水这五种元素（“五行”）构成的，一切事物都可以用这五种元素的特性加以推理、演绎和归类。五行之间具有的相互辅助（相生）、抑制（相克）的运动规律，是世间万物运动变化和普遍联系的基本法则，即五种元素间相互辅助的“五行相生”，以及相互抑制的“五行相克”。

中医学认为，掌管人体生命的五个重要脏器——心、肝、脾、肺、肾，也分别对应于五行。以五脏为中心，依照“五行说”，把和其相对应的身体部位、情绪变化、脏器虚损的原因、疾病容易发生的季节，以及患病时的症状特点等等，归纳成一目了然的表格，这就是著名的“五行色体表”（参见第 18~19 页）。中医在实际诊疗的时候，就可以根据这个表格，按照木、火、土、金、水各元素之间的关系进行推演。大家也可以通过这个表格，掌握自身的体质状态，防治疾病。

总之，中医学借助于“气”的概念与“阴阳论”，再配合“五行说”，来理解人体的特性与功能，进而形成诊断、治疗、预防疾病的基本原则和思维方法。

五行相生相克图

五行相生说

这是显示五个要素之间互相辅助的关系图

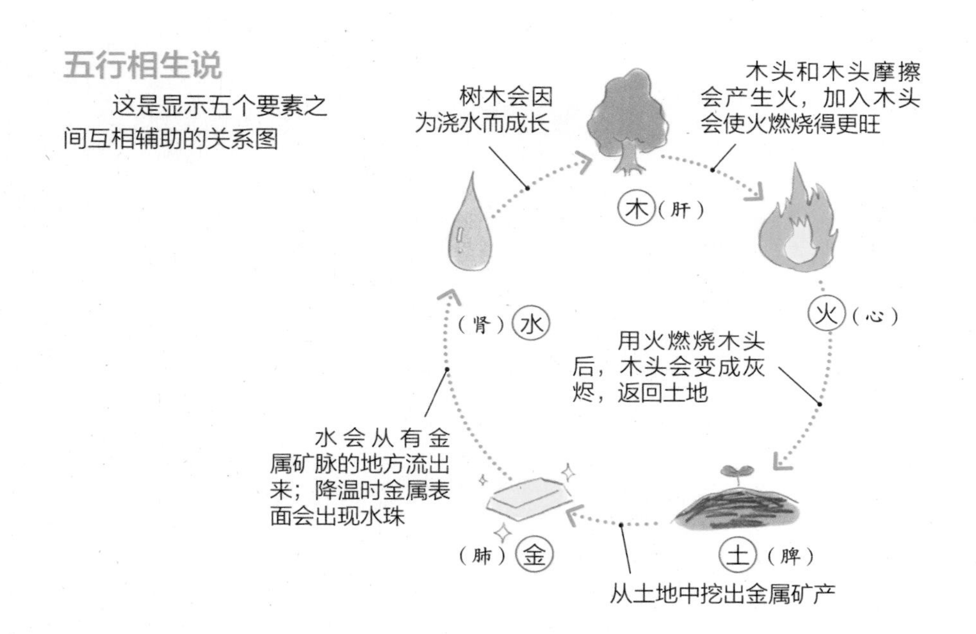

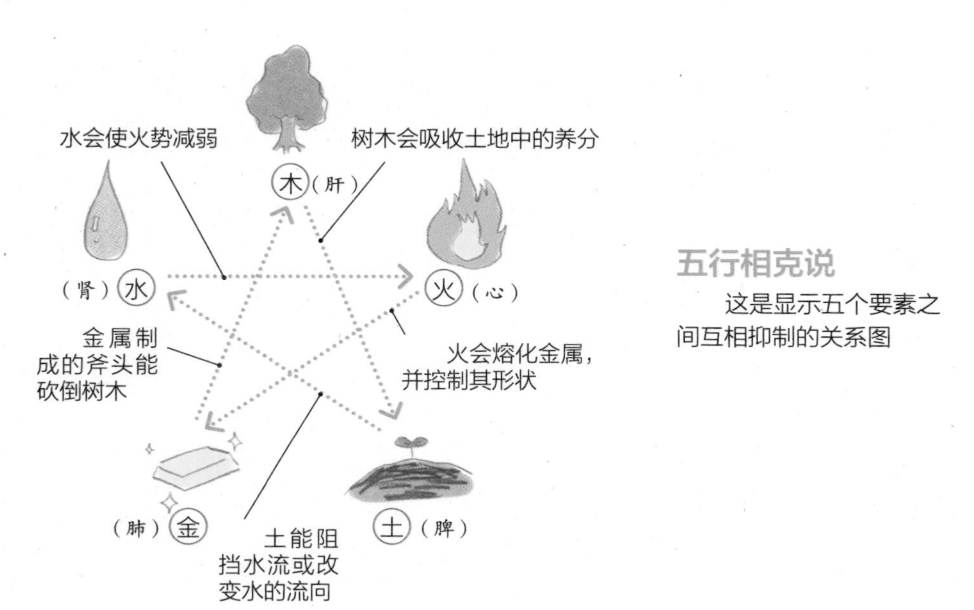

五行相克说

这是显示五个要素之间互相抑制的关系图

五行色体表

“五行色体表”以五脏为中心，把和其相对应的身体部位、脏器虚损的原因、疾病容易发生的季节，以及患病时的症状特点，归纳成一目了然的表格。实际应用的时候，按照木、火、土、金、水各元素之间的关系进行推演。

五行		与五脏功能相通				与五脏相关的身心状态				
	五脏	五腑	五季	五味		五窍	五华	五主	五液	五神
	对应的脏	对应的腑	疾病容易发生或加重的季节	五味养五脏	五味的作用	疾病容易出现的部位	五脏健康状态体现的部位	五脏掌管的组织	五脏掌管的分泌液	五脏掌管的精神状态
木	肝	胆	春	酸	收	目	爪（指甲）	筋	泪	魂
火	心	小肠	夏	苦	坚	舌	面	血脉	汗	神
土	脾	胃	长夏	甘	缓	口	唇	肌肉	涎	意
金	肺	大肠	秋	辛	散	鼻	体毛	皮	涕	魄
水	肾	膀胱	冬	咸	软	二阴、耳	头发	骨	唾	志

※ 五行色体表基本上是以横向的方式查阅。例如，“肝”容易虚弱的季节是春天；“肝”功能异常时，会眼睛充血、指甲变脆，同时容易动怒。

对五脏产生影响的因素		五脏功能失调时的表现							对五脏有益的食物			
五恶	五劳	五色	五香	五声	五变	五病	五脉	五志	五果	五菜	五谷	五畜
容易引起五脏患病的气候因素	容易使五脏患病的动作行为	患病时的肤色或脸色	患病时的体味或排泄物的气味	五脏虚弱时的声音变化	五脏功能受影响时的表现	五脏病变所表现出来的临床特征	五脏患病时的脉搏状态	损害五脏的情感及患病时的情感变化	补养五脏的果物	补养五脏的蔬菜	补养五脏的谷物	补养五脏的肉类
风	（久）行	青	臊	呼	握	（多）语	弦	怒	李	韭	麦	鸡
热	（久）视	赤	焦	笑	忧	噫	洪	喜	杏	薤	黍	羊
湿	（久）坐	黄	香	歌	哕	吞	缓	思	枣	葵	粟	牛
燥	（久）卧	白	腥	哭	咳	咳	浮	悲、忧	桃	葱	稻	马
寒	（久）立	黑	腐	呻	慄	欠、嚏	沉	恐、惊	栗	藿	豆	猪

『气、血、水（津液）』：人体能量的循环输布系统

中医学认为人体主要由“气”“血”“水（津液）”三种物质要素构成，并通过这些物质在体内循环来维持正常的生命活动。

“气”提供生命活动所需的能量。

“血”不仅指血液，也包含体内所有的营养成分。

“水（津液）”是指血液以外的淋巴液、泪液、黏液等体液，具有滋润身体的作用，并生成汗液、尿液。

“气”“血”“水（津液）”持续地在体内循环，维持身体的健康。当循环失衡，或停滞，或不畅时，就会导致器官机能无法正常运转，进而引发疾病。此外，“气”与人的精神状态有着相当密切的关联。人如果因为压力或情感变化，出现忧虑或焦躁等情绪，就会使“气”呈现气郁、气滞、气逆等不同的失调状态，引起疾病的发生。

关于“气”“血”“水（津液）”失调引起的主要症状，我整理了一个表格，参见第22~23页。

不过，“气”“血”“水（津液）”之间是相互影响的，所以疾病的发生常是多方面因素相互作用造成的，并非完全由单一因素导致。

而不同的病症其发病机制也可能是相同的。如“肩膀酸痛”“痛经”，乍看之下两者毫无关联，但根据个人的体质，按照中医的诊察原则，却可能是同一个发病机制。所以说，中医对疾病的认识和治疗，是从人的整体上进行考虑，进而进行整体上的调节。

“气、血、水（津液）”循环示意图

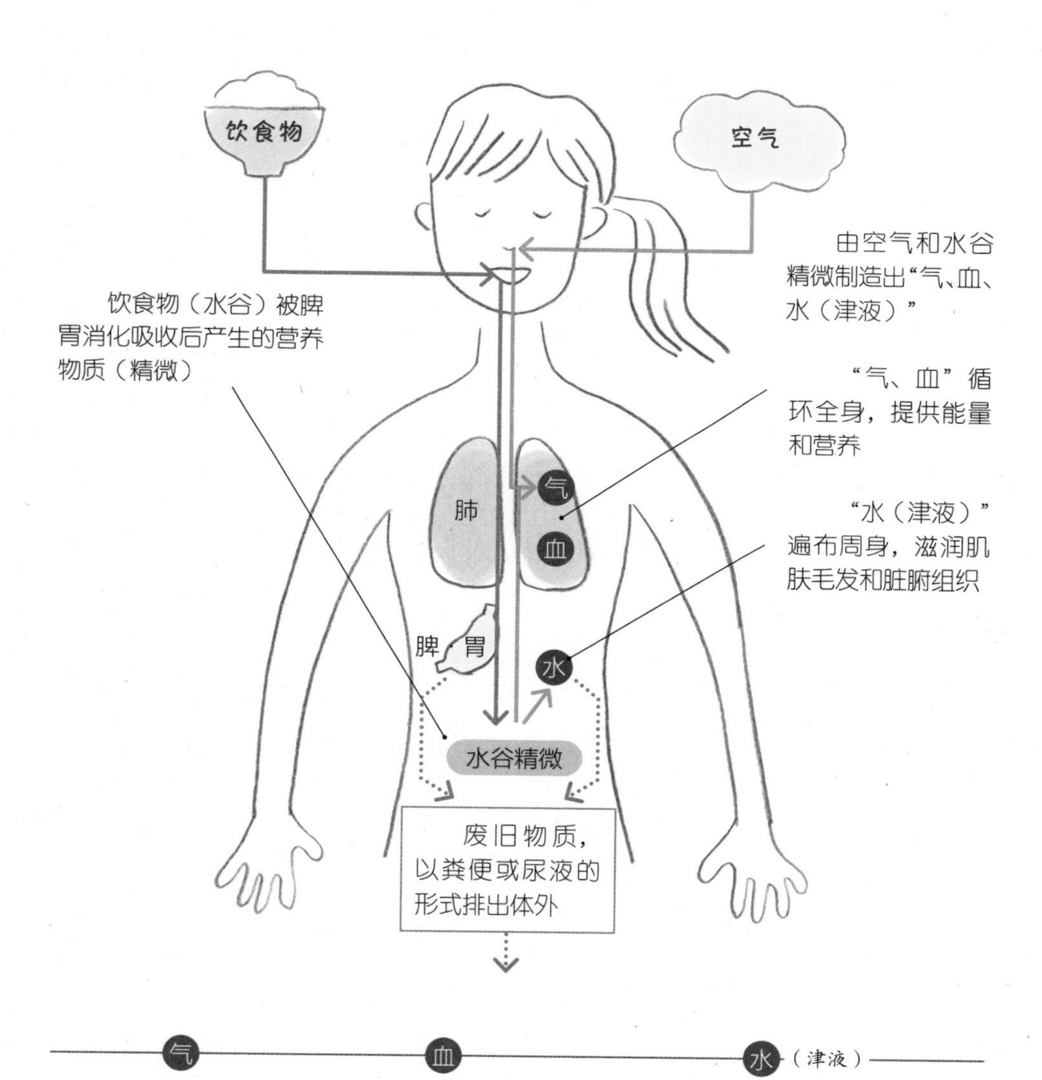

气

维持人体生命活动的能量

血

血液及支持人体机能运作的营养成分

水（津液）

血液以外的淋巴液、泪液、黏液等体液，以及代谢后生成的汗液、尿液

“气、血、水（津液）”失调引起的主要症状

	气		
	气逆	气滞	气虚
『气、血、水』的状态	气在体内升降有序，循环往复。饮食不节制、情绪管理失控、外邪侵扰等，会导致气应降反升，或升发太过，造成气的逆乱，引发疾病。	因天气及情绪的变化，或者体内水湿运化失畅，导致气的运行发生阻滞的状态。	因过劳、压力大、生活作息不规律、慢性病等，导致气不足的状态。
主要症状	头目胀痛、眩晕、耳鸣、面红、目赤、鼻出血、咳嗽、气喘、呕吐、打嗝、心悸、失眠等。	焦躁不安、喉咙阻塞感、郁郁寡欢、胸胁胀痛、胃脘痞闷、恶心、嗳气、肠鸣等。	乏力、倦怠、没有精神、气短懒言、头晕目眩、怕风怕冷、自汗、食欲不振等。

水			血		
痰饮停滞	湿浊内生	津液亏虚	血热	血瘀	血虚
水液代谢系统功能紊乱，或素体肥胖等，会导致多余的水液停留在体内，成为『水毒』，中医称之为『痰饮』，并有『奇症多由痰作祟』之说。	因饮食失调，如恣食生冷、过食肥甘、饮酒过度，或久居湿地，使脾的运化功能失常，导致水液在体内积聚出现的状态。	因长期患病、呕吐、腹泻、出汗过多、天气干燥等，导致身体津液不足，脏腑组织失去濡养所表现的状态。	过食辛辣，嗜好烟酒，或暑热之邪（中暑）、疫疠之气（瘟疫）侵袭，导致血妄行或脉络损伤，使得血溢出脉管，或脏腑组织出现过热为患的状态。	寒冷、外伤、缺乏运动，或因气虚、气滞无力推动血的运行，导致血循环不佳，逐渐出现血行停滞的状态。	因造血功能减退、急慢性出血、经血过量、思虑劳心过度、久病大病、脾胃虚弱等，导致血不足的状态。
面浮身肿、头重头晕、咳喘痰鸣、心悸胸闷、肢体麻木、关节疼痛、瘤块结节、不孕不育、小便不利等。	胃脘痞闷、食欲不振、恶心、腹胀、痰多、口腻、身重、嗜睡、容易抽筋、有残便感等。	头发干燥，两眼干涩，唇干起皮，皮肤干燥，皲裂，发痒，便秘，尿量减少，干咳或痰黏，声音沙哑等。	烦躁乱语、面红目赤、舌头红绛、斑疹红紫、疮疡红肿、高热不退、各种出血（鼻出血、尿血、便血等，血色鲜红）等。	唇甲紫暗、舌暗或有瘀斑、皮下紫斑、肌肤长异物、痛经、经闭、经血紫暗、肩膀僵硬、腰腿痛等。	倦怠、面色苍白或萎黄、指甲变脆、视物模糊、心悸、眩晕、失眠、健忘、月经量少色淡。

掌管生理机能的『五脏六腑』和『经络』

提到“五脏六腑”，大家往往会理解为人体“内脏”。其实中西医学对内脏器官的论述是有差异的。中医学的“脏腑”，不单指西医学上的内脏器官，同时也包括了其功能以及更宽泛意义上的人体运作机制。

例如，“肾”在西医学中指实质的肾脏器官，调节水液代谢，制尿、排尿，而在中医学中，“肾”作为“先天之本”，还掌管人体的成长、发育和生殖活动。因此，中医认为，肾功能失调，不仅会导致尿频或无尿，还会导致早衰、不孕不育等。

就如同成语“肝胆相照”一样，中医学上的“脏”和“腑”互为表里关系，相互协助，发挥效力，形成“肝”和“胆”、“心”和“小肠”、“脾”和“胃”、“肺”和“大肠”、“肾”和“膀胱”的组合关系。同时，表里两者之间也相互影响。

此外，中医学认为，人体分布着肉眼看不到的“经络”，它们是气血运行的通道。经络内连身体内部的脏腑，外达体表部的肌肤，并且经络之间相互沟通，使人体的脏腑组织构成协调运作的统一体，就如同四通八达的地铁网络一样。

“穴位”是位于经络上的治疗点，就如同地铁线路上的一个个车站，是气血循环流通的出入口。因此穴位是防治疾病的关键。通过针灸、按摩来刺激穴位，可以促进气血畅通，调整所属经络关联的脏腑的功能，改善身体状况，预防和治疗疾病。

“五脏六腑”的主要功能

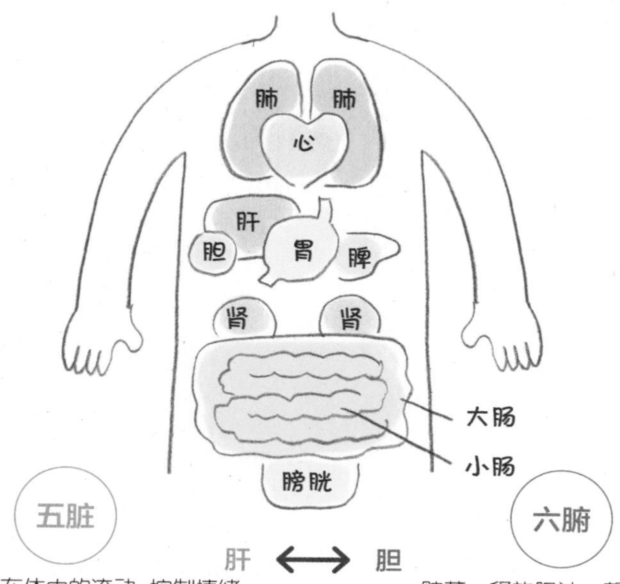

五脏

六腑

肝 ⟷ 胆

调节气和血在体内的流动，控制情绪，是血的储藏库。

贮藏、释放胆汁，帮助消化。

脾 ⟷ 胃

掌管饮食物的消化吸收，将营养物质输布全身。

消化食物，形成食糜，送入小肠。

心 ⟷ 小肠

将血送往全身，并保障血脉的畅通；掌管精神、意识、思维和睡眠。

将胃消化后的食物分解为“水谷精微”（送至脾）和食物残渣（送至大肠）。

肺 ⟷ 大肠

掌管呼吸运动，通调水道，护卫肌表，抵御外邪。

从来自小肠的食物残渣中吸收水分，剩余的残渣（糟粕）成为粪便从肛门排出。

肾 ⟷ 膀胱

掌管成长、发育、生殖，制尿、排尿至膀胱。

贮存尿液，排泄尿液。

三焦☆

☆三焦：是中医脏腑学说特有的名称，被认为是人体水液运行、输布、代谢和气机升降出入的通道。“三焦”没有实质的形态，一般指用来收纳脏腑器官的空腔。如，横膈膜以上的部位称为“上焦”，横膈膜至肚脐之间的部位称为“中焦”，肚脐至耻骨之间的部位称为“下焦”，“三焦”便是三者的统称。因此，“三焦”也可以说是人体脏腑总体功能的概括。

人为什么会生病

中医认为，人生病的原因分为“内因”“外因”“不内外因”三种，称之为“三因说”。

“外因”是指来自身体外部的致病因素，主要指天气变化对健康的影响。中医认为，自然界的气候因子可以分为风、寒、暑、湿、燥、火，在正常的情况下，它们被称为“六气”。当天气发生异常变化，即“六气”变为“六淫”，身体无法适应时，就会引起疾病，中医称为“外感六淫”。除了“六淫”引起的疾病，还有感受“疠气”导致的“疫病”（传染病，如新冠肺炎），一般统称为外感病。

从现代意义上讲，由于地球生态与居住环境的变化，“外因”致病的范围也在扩大，如空气污染造成的气喘、夏季常见的“空调病”等。

“内因”是指人本身的内在性因素，着重于精神层面。喜、怒、忧、思、悲、恐、惊，这七种情感变化，称为“七情”。七情与五脏功能对应：喜对心、怒对肝，思对脾，悲、忧对肺，恐、惊对肾。当身体无法承受激烈的情感变化时，就会引发疾病，中医称之为“七情内伤”。举例来说，过度的欢喜会使气松懈，伤害到心；过度的愤怒会使气上逆或郁结，伤害到肝。

无法归纳为“内因”或“外因”的病因，称为“不内外因”，多指饮食不节、生活不规律（过劳、过逸、房劳）、意外伤害（跌打损伤）等。如高血压病、高脂血症以及糖尿病等代谢症候群之类的现代生活习惯病，就属于“不内外因”引起的疾病。

造成疾病的天气变化——“六淫”

六淫	病机和症状
风邪	遇到强风或吸入脏空气，导致头痛、发烧、鼻塞、咳嗽、咽痛、关节痛、风疹等。
寒邪	身体因感受寒冷而发病，出现怕冷、发烧、头痛、肩颈病、腹泻、尿频、肌肉和关节疼痛等。
暑邪	由于高温天气引起高烧、脸红、大汗、口渴、头昏、心烦、气喘、倦怠感等。
湿邪	高湿度环境易致湿邪为患。湿气蕴结会损害肠胃、关节、肌肉、皮肤等，出现腹胀、食欲不振、腹泻或大便黏、尿量减少、肌肉与关节痛、四肢困重、湿疹等。
燥邪	天气干燥，容易导致人体津液耗损，出现皮肤干燥、毛发粗糙、口干、喉咙疼痛、胸痛、咳嗽、吐黏痰或痰不易咳等。
火邪	风、寒、暑、湿、燥诸邪侵入人体，积滞一段时间后就会化“火”，中医称为“五气化火”，出现高烧、面红、目赤、心悸、头痛、流鼻血、口苦、牙龈肿痛、口腔溃疡、尿液偏黄、便秘、血便、皮肤出血等。

造成疾病的情绪变化——“七情”

七情	相关五脏	病机和症状
喜	心	过度喜悦，使气松懈、迟缓，伤及“心”，导致注意力下降、神不守舍、心悸、晕厥等。
怒	肝	过度愤怒，气就会上逆或郁结，伤及“肝”，引起头痛、头晕、目赤肿痛、面色红、昏倒、胸胁疼痛等。
忧、悲	肺	过度忧愁、悲伤，气就会消耗，伤及 “肺”，出现喉咙堵塞感、胸闷、咳嗽、呼吸急促等。
思	脾	过度思虑，气就会停滞，伤及“脾”，出现食欲不振、嗳气、腹胀、胃痛、腹泻、肌肉消瘦等。
恐、惊	肾	过度恐惧、受惊吓，气就会紊乱，伤及“肾”，出现精神不安、失眠、二便失禁、阳痿等。

我的中医体验
2

莫名身体不适，中药有效改善

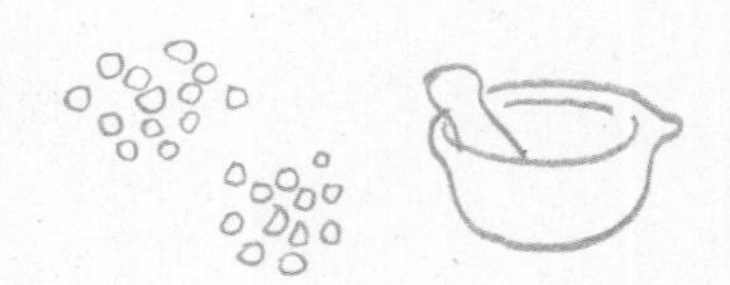

吉美：49岁

中医治疗经历：9年

我以前每天都感觉异常疲惫，浑身不自在，却不知道原因何在。月经也不正常，有时候一连三个月不来月经。有时候会突然浑身发热，大量出汗。另外，便秘的情况经常发生。

邻家阿姨带我去看了中医。医生让我服用可以改善妇科症状的桂枝茯苓丸、能有效改善便秘的大柴胡汤。经过一段时间的调理，月经变得有规律了，排便也正常了，而且也不那么怕冷了。

现在，我定期去看中医。中医师会根据我的身体状况开具相应的处方，我身体之前的种种不适逐渐消失了，感觉轻松自在。

我的生活已经离不开中医了。

第3章

药膳食疗，经穴按摩，居家保健很简单

中医有许多治疗和保健方法。除了中药疗法外，还有药膳食疗、经穴按摩等，在家里就能轻松进行。

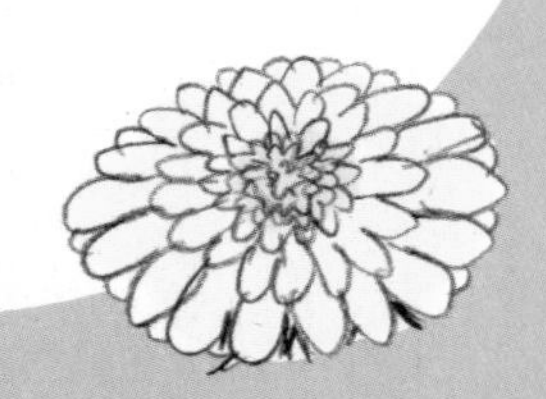

药食同源：食物的『五味』与『五气』

中国人自古以来就有“药食同源”的认识，认为食材也有保健和治疗的作用。实际上，许多中药的原料就是食材。

中医的饮食疗法，也称为“药膳疗法”，是将有治疗作用的食材融入日常饮食中，或将中药与某些具有药用价值的食材相配伍，从而达到防病治病的效果。

可以说，中医的食疗是中医理论与烹调经验相结合的产物。中医认为，与中药一样，食材也具有“五味”和“五气”的特性。

“五味”，指按照“五行说”将食物的味道分为“酸”“苦”“甘”“辛”“咸”五种，各自具有调节相应脏腑功能的作用。不过，如果摄取过量，也会造成脏腑的负担。如，胃不好可以适当吃些甘甜味的食材，而如果过食甘甜，则会影响脾的运化，蕴湿生痰。

“五气”则是基于“阴阳论”发展而成的食疗观。最初是依据食物具有暖体作用还是寒体作用，将食物分为“热”“温”“寒”“凉”“平”五种属性。如天气寒冷或身体虚冷时，要吃热性、温性的食物，天气酷热或容易上火时要吃寒性、凉性的食物，以此来调整身体状态。因此，中医药膳是根据个人体质、外部环境而适时做出调整的饮食疗法。

关于“五味”与“五气”

五味

	酸	苦	甘	辛	咸
对身体的作用	酸味食物具有收缩、拉紧肌肉，减少汗液和尿液的排出等作用，对多汗、尿频、腹泻、流涕不止等有效。但吃太多会导致发声困难或咽喉痛。	苦味食物具有排出体内过多的热量和水分的作用，对发烧、出血性疾病、胃胀、腹泻等有效，并有除烦安神的作用。不过便秘的人吃太多会导致症状加重。	甘（甜）味食物具有缓解肌肉疲劳和精神紧张的作用，对肌肉痛、咽喉痛、胃痛也有效。不过吃太多反而容易引起消化功能障碍，糖尿病、过敏性皮炎患者和肥胖人群对此也要特别留意。	辛（辣）味食物具有发散、排汗、开胃、促进气血流动的功能，可有效改善感冒的初期症状。不过吃太多会导致咳嗽、哮喘、眼充血、喉咙痛、皮肤发炎、痔疮等。	咸味食物具有软化坚硬之物、消除结节、引药入肾经等作用，对便秘和颈肩疼痛也有疗效。不过吃太多反而会导致血压升高，影响肾功能，出现头晕、浮肿等。
与五脏的关系	对“肝”“胆”的功能有影响。	对“心”“小肠”的功能有影响。	对“脾”“胃”的功能有影响。	对“肺”“大肠”的功能有影响。	对“肾”“膀胱”的功能有影响。

食物的温凉属性会根据烹饪方法的不同而改变。如白萝卜属凉性，但煮过以后就会由“凉”转“平”，身体虚冷的人食用也没问题；红糖和生姜属于温热性食材，一起煮汤，则暖体作用更强。

五气

	热	温	平	凉	寒
对身体的作用	具有温阳、散寒、兴奋作用，适合体质虚冷的人和寒冷天气时食用。	也具有温阳、散寒、兴奋作用，只是在程度上比“热”性食物要弱。 热性与温性食物适用于寒证、阴证（主要表现为倦怠疲乏、气短、怕冷、四肢发凉、小便清长、大便溏薄等）。常见食物有姜、葱、蒜、辣椒、羊肉、牛肉等。	不属于热、温、凉、寒四种属性的任何一种，可以根据个体情况与其他食材组合搭配食用。如大米、小米、山药、地瓜、玉米、南瓜、花生等。	有清热、泻火、镇静作用，适合容易上火、血压高的人，以及炎热天气时食用。	与“凉”性食物相比，具有较强的清热、泻火、解毒、镇静作用。 凉性与寒性食物适用于阳证、热证（主要表现为面红目赤、口干舌燥、大便秘结等）。常见食物有西瓜、冬瓜、丝瓜、苦菊、萝卜、绿豆等。

中药有助于提升免疫力，激活自愈力

简单来讲，将不同的中药搭配出合适的组合，就是中药处方。

中药材使用的主要是自然界中草木的根、茎、叶、花、果实与种子等药效明显的部分，还会使用一些动物的皮与骨、贝壳等等。如，菊花（花的部分）、紫苏（茎、叶的部分）、葛根（野葛的根）、阿胶（用驴皮熬制的胶块）、龙骨（主要是古代大型哺乳类动物如象类、牛类等骨骼的化石）、茯苓（多孔菌科真菌茯苓的菌核）等等。这些材料在成为药材前要分别经过风干、浸泡、蒸晒、切制等多种方式进行炮制，以增进疗效，消减毒性，清除杂物和异味，方便贮藏。

中药可以激发人体的自愈力，提升免疫力。免疫力可以保护身体不被外部的细菌、病毒、致癌物质侵害，而自愈力可以保证人体尽快地康复。

中医学和西医学对疾病的认识不同，因而中西医的处方思维也不相同。比如对于罹患同一种疾病的患者，西医的处方大致是相同的。而中医则是“辨证论治”，即根据患者自身的情况反映出的不同证型，开具不同的中药处方。简单来说，同样是气喘，如果咳嗽、气喘严重，痰咳不干净时，会开麻杏石甘汤，如果持续干咳，会开麦门冬汤，如果痰很稀，会开小青龙汤。

反过来说，不同的疾病，如果病机相同，表现为相同的证型，也可以开具相同的处方。如久痢脱肛与妇女子宫下垂是不同的疾病，若同样表现为中气下陷，则都可用益气升阳的方药治疗，如采用补中益气汤。

此外，每个人不同的体质、季节的变换也是中医师开方的考虑因素。

中药怎么吃，最方便有效

中药处方有着各种各样的剂型。由中药饮片熬制而成的汤剂是最广为人知的一种。汤剂可以根据患者的具体病情和体质，对使用的药材进行种类或剂量上的增减，从而能够对疾病进行更为细致的治疗。因此，汤剂的药效是比较高的，是中药治疗的主流。

通常一剂中药加水煎煮后，就是一天的服用剂量，分 2~3 次服完。不立刻服用的汤药应该放在凉爽通风处保存。如果气温过高，就要放入冰箱里，服用前记得加热。

一般选在吃饭前 30 分钟或两餐之间（与上一顿饭相隔 3 个小时）服用中药。当然因个人情况或药物的特点，有的汤药需要饭后服用，请谨遵医嘱。

煎药前用清水稍微冲洗药材，以去除其表面残留的灰尘，然后将药材放入煎药锅内，加入适量水，浸泡 30~60 分钟后即可开火，这样可让药材充分吸收水分而软化，有助于有效成分的释出。但不要用沸水浸泡，否则会使中药外层组织凝固、紧缩，尤其是蛋白质会在细胞壁上形成“变性层”，阻碍水分的进入。

拿到方剂，先要看有没有特别提示。如滋补调理药，大多为调补人体气血阴阳的药物，含有大量营养物质，故煎药的时间要长；“烊化”药物，则是用煎好的汤药溶解内服，如阿胶。此外，还有“先煎”“后下”“布包煎”“冲服”等特殊的煎煮法和服法。

煎煮中药的方法

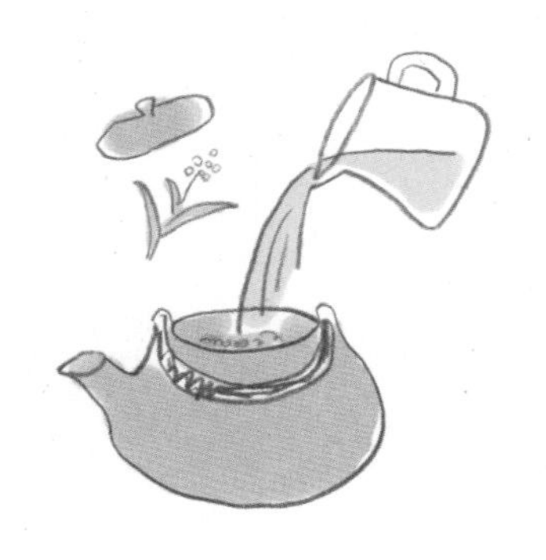

① 将调配好的中药材放进容器，加水 500~600 毫升（或盖过药材表面），浸泡 30~60 分钟。

注意：煎药的容器最好使用砂锅或瓦罐，优点在于其所含材质不易与药液起化学反应，而且传热较慢，可缓慢地提高温度，使药内有效物质充分进入汤液中。也可以使用不锈钢或搪瓷制品，但应避免使用铝锅、铁锅、铜锅。

② 一剂中药一般煎两遍。头煎先用武火（急火），煮沸后改文火（慢火）再煎 15~20 分钟，然后关火，将药液滤出。

注意：煎中药时要小心不要让药液溢出。要时时搅拌，防止药物黏在锅底。

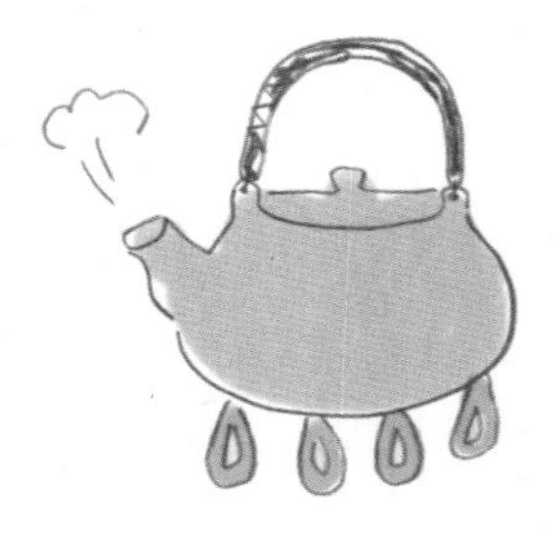

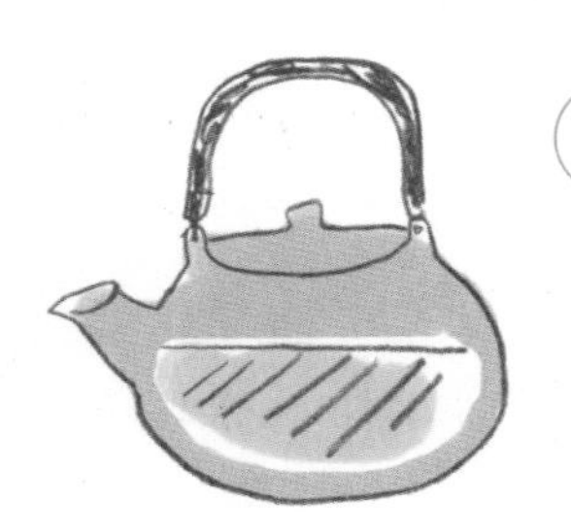

③ 二煎的加水量可适当减少，煮沸后再煎 10~15 分钟。将两次过滤后的药液合并一处，一般为 400~500 毫升，分两次服用。

注意：如果加热时间过短，药物有效成分就无法完全释出；若时间过长，则会使药液太浓，难以入口，而且具有挥发性的药物成分容易流失。

④ 取药液时用两层干净的纱布蒙在碗上进行滤药，可保证药液清澄。

注意：要趁药液未冷时及时过滤，以免药液有效成分被容器内的药渣吸收。

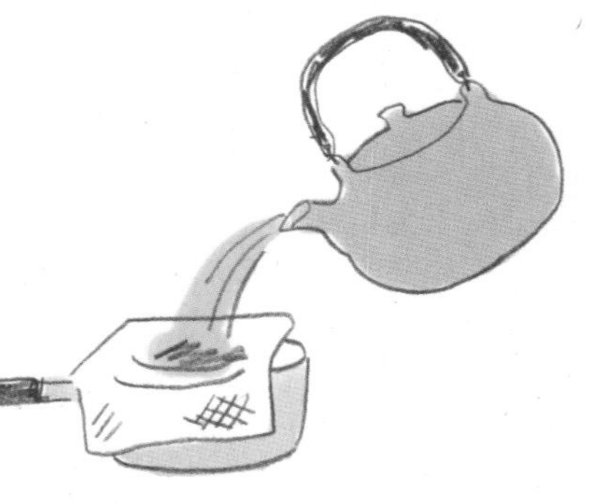

关于中药的 Q & A

Q 中药的疗程

A 在人们的印象中，中药需要长期服用才能收到效果，但实际上并非如此。患有感冒、腹痛等急性病的时候，服用一次中药就可能起效。但如果想改善体质或者治疗慢性病的话，就需要坚持服用一段时间才能见到效果。疗程一两个月、半年、一年，都是正常的。因此每天耐心地坚持服用才是最重要的。

Q 我服用医生开的中药之后，竟然长疹子了。中药不是没有副作用吗?

A 中药既然是药，就会有产生副作用的可能。不过，与西药相比，服用中药发生副作用的可能性较低，而且医生在配伍中药的时候，也会想到如何避免副作用的发生。当使用药性猛烈的药时，医生会加入适当剂量的作用与其相反的药材来调和。甘草，中医学认为其具有调和诸药、解百毒的作用，即能消除或者减轻药物的毒副作用，因此中医师在处方时经常用到它。因此，因服用中药而产生的副作用一般都很轻微。

Q 服用中药后，我怎么觉得症状严重了？

A　如果药不对症，或者用药过猛，或者长期服用与自己体质不相宜的中药，就随时可能产生不良反应。有时虽然中药适合患者的体质和病情，但在服用一两天后也会出现上吐下泻或感觉症状加重的情况，这种现象，中医称之为瞑眩反应，不是副作用，而是从治疗初见成效到完全治愈期间出现的暂时性症状。

Q 中药和西药可以一起吃吗？

A　一般来讲，同时服用中药和西药是没有问题的。不过，也有例外的情况。如服用中药治疗高血压时，同时服用西药可能导致药效太强，造成血压过低。因此，如果正在服用或准备服用西药时，一定要告知医生。另外，服用中药时，有些人会停止服用现在正在服用的西药，但是突然停药有可能导致症状暂时加重，因此一定要征求医生的意见。

刺激穴位，活化身体机能

前面已经讲过，经络和穴位遍布我们全身。通过按摩、指压、针灸来刺激穴位，可以促进气血畅通，调整所属经络关联的脏腑的功能，改善身体状况，预防和治疗疾病。

按摩与指压

按摩的“按”有按压之意，“摩”有摩擦之意；指压，即用手指按压。按摩和指压疗法，就是用手掌或手指按压、敲打、揉捏、摩擦经络或穴位。

针法

针法是指用特制的针具，施以针刺手法，对人体穴位或特定部位进行刺激而达到防治疾病目的的疗法。

灸法

灸法是指用点燃的艾炷或艾条对人体穴位或特定部位进行刺激而达到防治疾病目的的疗法 。现在市面上出现了经过改良的“简易灸”（一次分量的艾炷下方带有贴片底座的灸疗制品），使用方便，而且大大降低了被烫伤的风险。

除了针法之外，指压、按摩和灸法都是便于操作的居家自我保健疗法。不过，由于这些疗法都是促进人体气的流动的，所以在气不足的情况下进行操作的话会产生疲惫感，对此应配合食疗进行全面的调理。

寻找穴位的简单方法

应用穴位疗法，最重要的就是找对穴位的位置。穴位的位置会因人而有些微的差异。因此首先要找到穴位的大体位置（参见第 44~49 页），然后再触摸周围的肌肤，确定正确的位置。

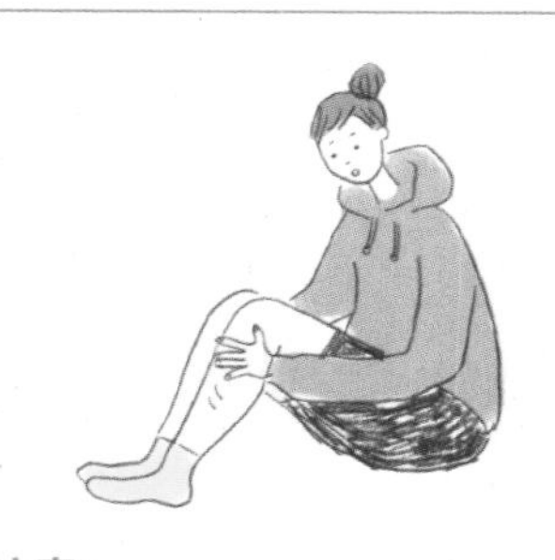

注意：

穴位通常是按照其与人体关节、椎骨以及标志性部位的距离，以本人“手指的宽度”为测算指标进行测量来定位的。每个人的身高和骨骼等情况不一样，因此要以各自的人体为基准来寻找穴位，即用自己的手指宽度在自己身上测算出穴位的大体位置。

具体步骤

1. 利用穴位表找到想刺激的穴位的大体位置；

2. 试着用手指按一按其周围，如果感觉“好酸好痛”，或者触及凹陷、感觉麻木等，那么这就是你要找的穴位了。

1 拇指宽

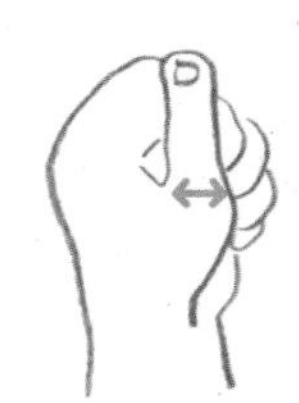

2 横指宽

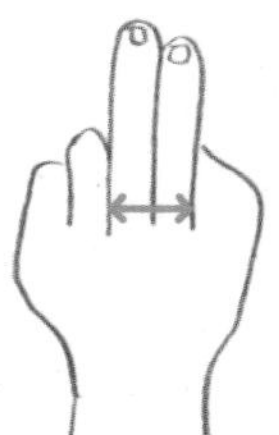

3 横指宽

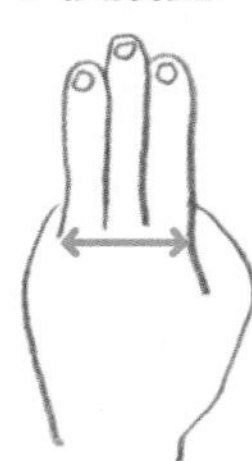

4 横指宽

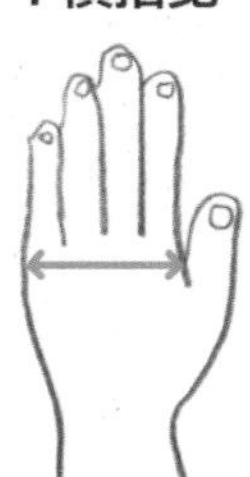

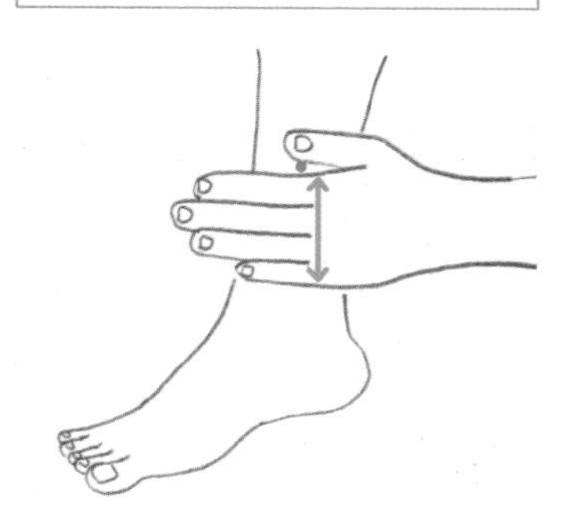

例：三阴交穴

位置：从内侧脚踝最高点沿着胫骨往上移 4 横指宽处，位于骨头的后缘。

取穴方法：将手指并拢横放于内侧脚踝处，小指根外侧缘置于内踝最高点，往上移 4 横指宽，即在食指根内侧缘的位置，胫骨的后缘，就是穴位。用手按压其周围，会出现酸痛感。

自疗方法一

按摩与指压

按摩与指压是通过手掌或手指按压、敲打、揉捏、摩擦经络通过的肌肉，刺激穴位，以调整气的流动。按摩与指压是初学者都可以施行的治疗法，但是治疗时间请以 15~20 分钟为标准。如果长时间刺激穴位，有时反而会因刺激过度引起肌肉疼痛。

按压

有助于抑制肌肉和神经的兴奋。按压穴位的时候，要施加 3~5 千克的压力。可以通过按压体重计来感受力道，逐渐掌握按压的力度。需要注意的是，不要猛然施力，要温和地逐渐将力道施加于穴位上。

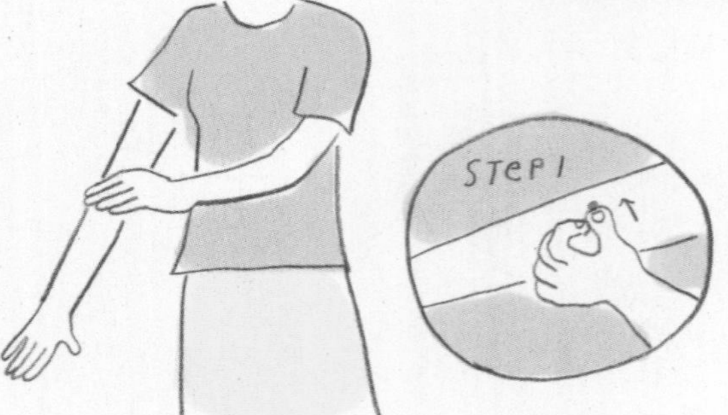

①

将指腹放在穴位上，逐渐施加力道。

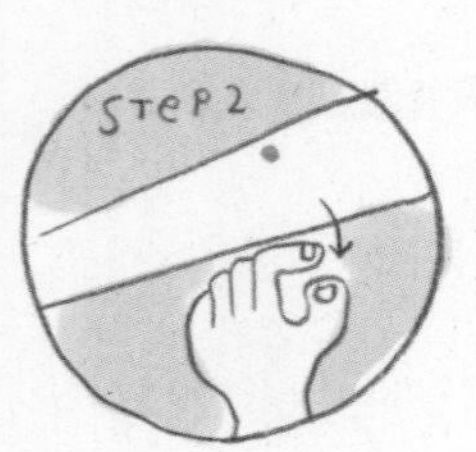

②

按压穴位的同时，要把意识集中在穴位处，数“1、2、3”，然后放开。这样能有效调节流经该穴位的经气，使其畅达。

敲打

使用手掌或拳头有节奏地拍打穴位，有助于促进血液循环，缓解肌肉紧张。

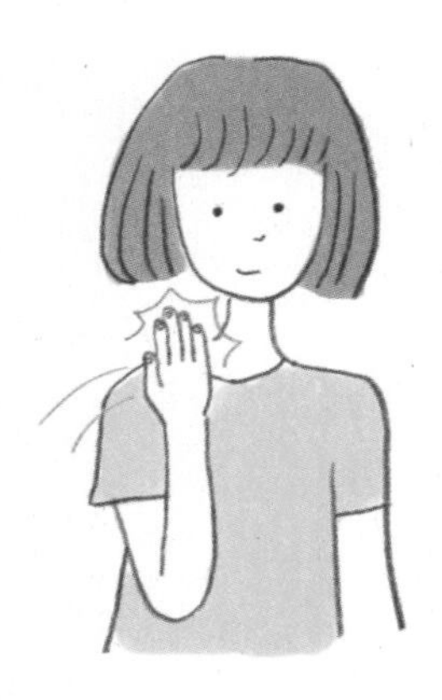

揉按

将指腹按在穴位上，以稍微画圆的方式边揉边按，有助于促进血液循环，加快新陈代谢。

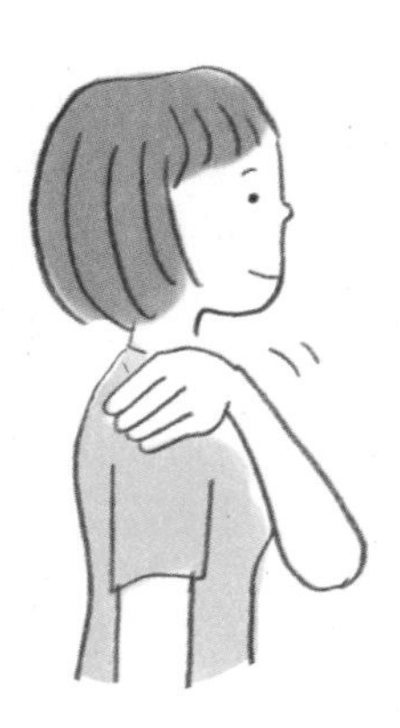

拿捏

用手夹住穴位区域的肌肉，一捏一放，有助于肌肉放松、关节活动顺畅，加速消除疲劳。

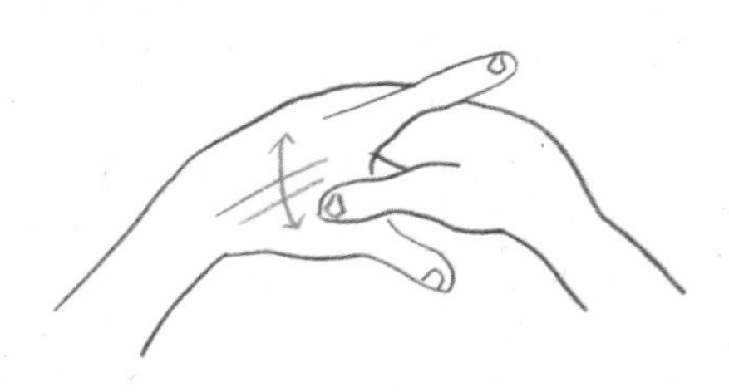

摩擦

用手掌或指腹，沿着经络循行线路进行摩擦，有助于改善血液、淋巴液循环，减轻肌肉麻痹或浮肿。

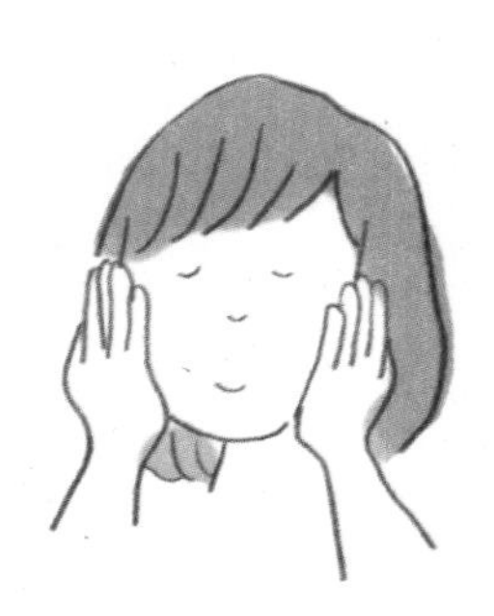

自疗方法二

简易灸

灸疗，是在家里就能轻松进行的自疗法，通过温热穴位改善气血的运行。灸疗的方式有直接把艾炷放在肌肤上施行的“直接灸”，也有把蒜片或姜片夹在艾炷和肌肤之间的“间接灸”。

对于“直接灸”，患者会有被烫伤的担心。现在市面上出现了经过改良的“简易灸”（一次分量的艾炷下方带有贴片底座的灸疗制品），使用方便，而且大大降低了被烫伤的风险。

准备工作

- 材料：简易灸、打火机、耐热容器、水。
- 找好穴位，可以用笔画上记号。

“简易灸”的使用方法

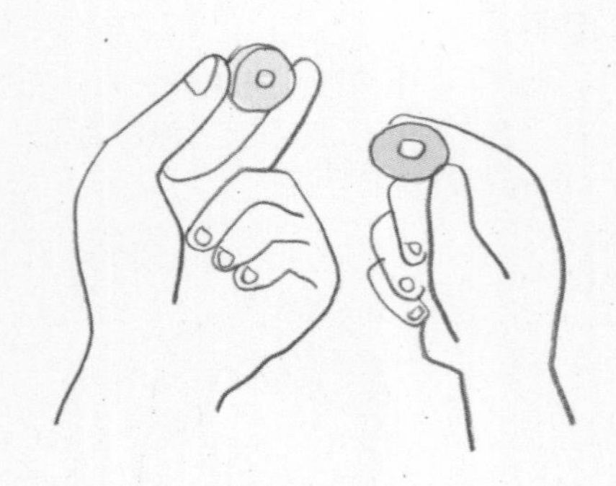

① 撕掉“简易灸”的底座贴片。

② 将“简易灸”放在指尖。

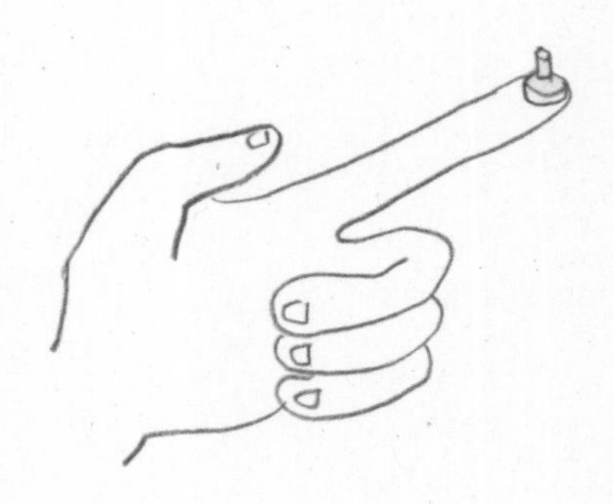

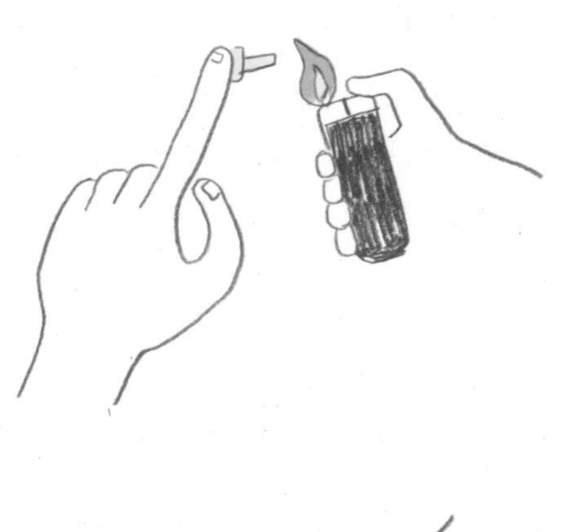

③

用打火机点燃“简易灸”。

④

当一缕烟冒出，点火就算完成。

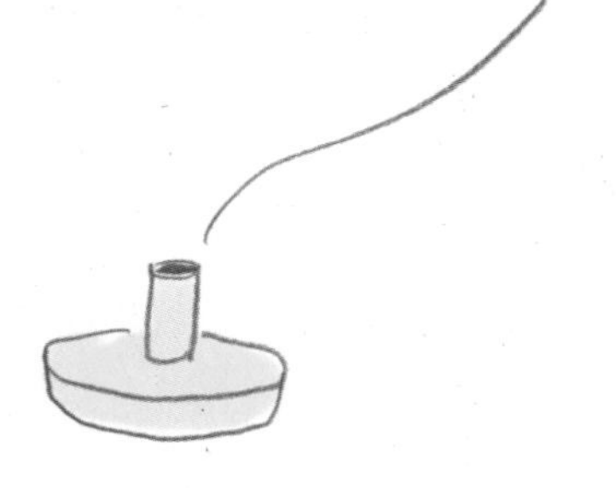

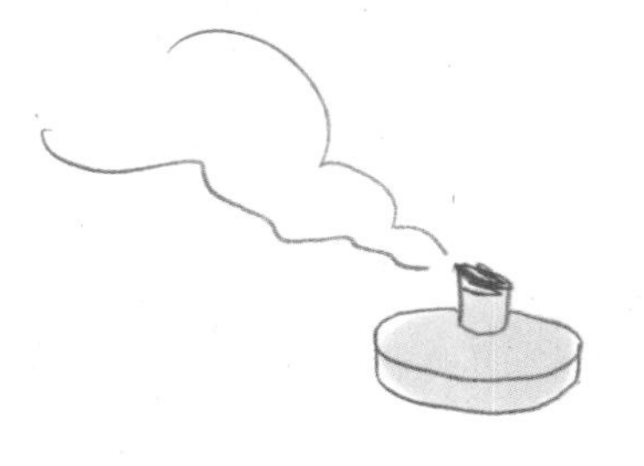

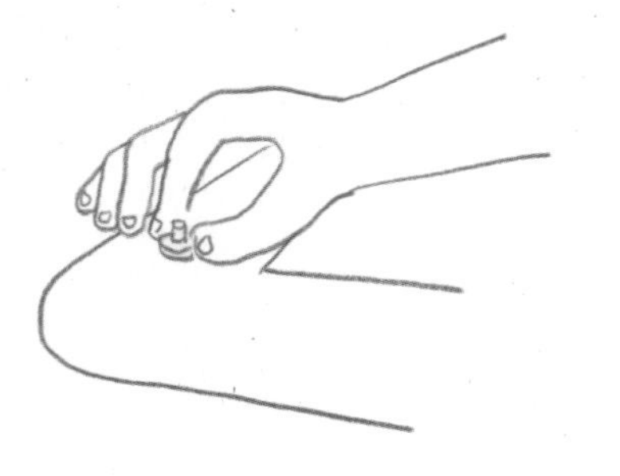

⑤

将“简易灸”粘贴在穴位处。待艾炷燃尽、底座冷却后，将其移入耐热容器中并用水浇灭。若中途因穴位处灼痛不能耐受，可终止灸疗。

不能施灸的情况

1. 空腹、刚就餐后、入浴前后、运动前后。
2. 饮酒、发烧、严重疲劳时；罹患感染性皮肤病、皮肤过敏症、传染病、出血性疾病等。

常用穴位与功效

头面部

上星

从额头发际中央往上移 1 拇指宽处。

△主治头痛、眩晕、鼻塞、鼻窦炎、鼻出血、花粉症。

百会

头部正中线与两耳尖连线的交点处。

△主治低血压、头晕、失眠、更年期综合征、中风造成的失语症、脱肛、子宫下垂等。

睛明

内眼角稍上方，鼻梁顶端两侧的凹陷处。

△主治斜视，视力减退，眼睛充血、肿胀与疼痛。

太阳

眉梢与外眼角连线的中点，向后移 1 拇指宽处，可触及凹陷。

△主治视力减退，眼睛充血、肿胀与疼痛，偏头痛，牙痛，三叉神经痛，面神经麻痹。

四白

目视前方时瞳孔正下方，从眼眶骨往下移 1 拇指宽处，按之有凹陷。

△主治视力减退、干眼症、结膜炎、睑腺炎、眼睑瞤动、飞蚊症。

迎香

鼻翼旁边的凹陷处。

△主治鼻塞、鼻窦炎、鼻出血、面神经麻痹、口角炎。

后脑、颈部、肩膀

风池

后头骨下左右两条大筋外缘的凹陷中，与耳垂平齐。

△主治感冒、发热、头痛、鼻炎、眼睛充血、近视、颈肩僵硬。

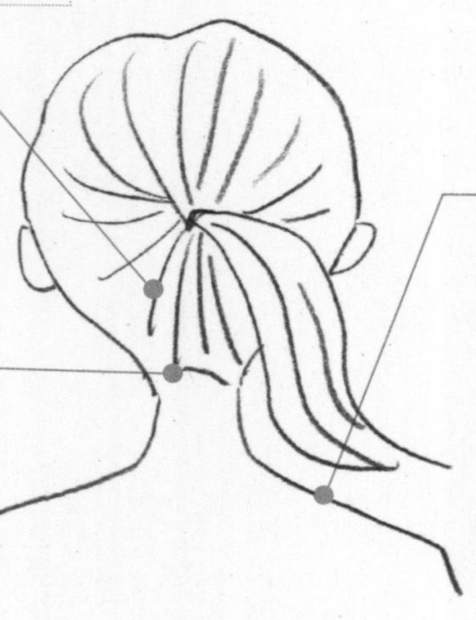

天柱

后发际中央向左右各移 1 拇指宽，在较粗肌肉的外侧凹陷处。

△主治感冒、头痛、头晕、眼睛疲劳、颈部僵硬、落枕。

肩井

从后颈根部往左右各移 3 横指宽处，约位于肩膀中央最隆起的部位，与乳头在一条垂直线上。

△主治疲劳、头痛、颈肩痛、上肢麻木、高血压、泌乳不足、乳腺炎。

耳

胃点

位于横过耳朵中央的软骨下方，耳轮脚消失处，基本处于耳朵中央。

△主治腹胀、嗳气、胃痛等胃肠功能紊乱症状，有助于减肥。

胸腹部

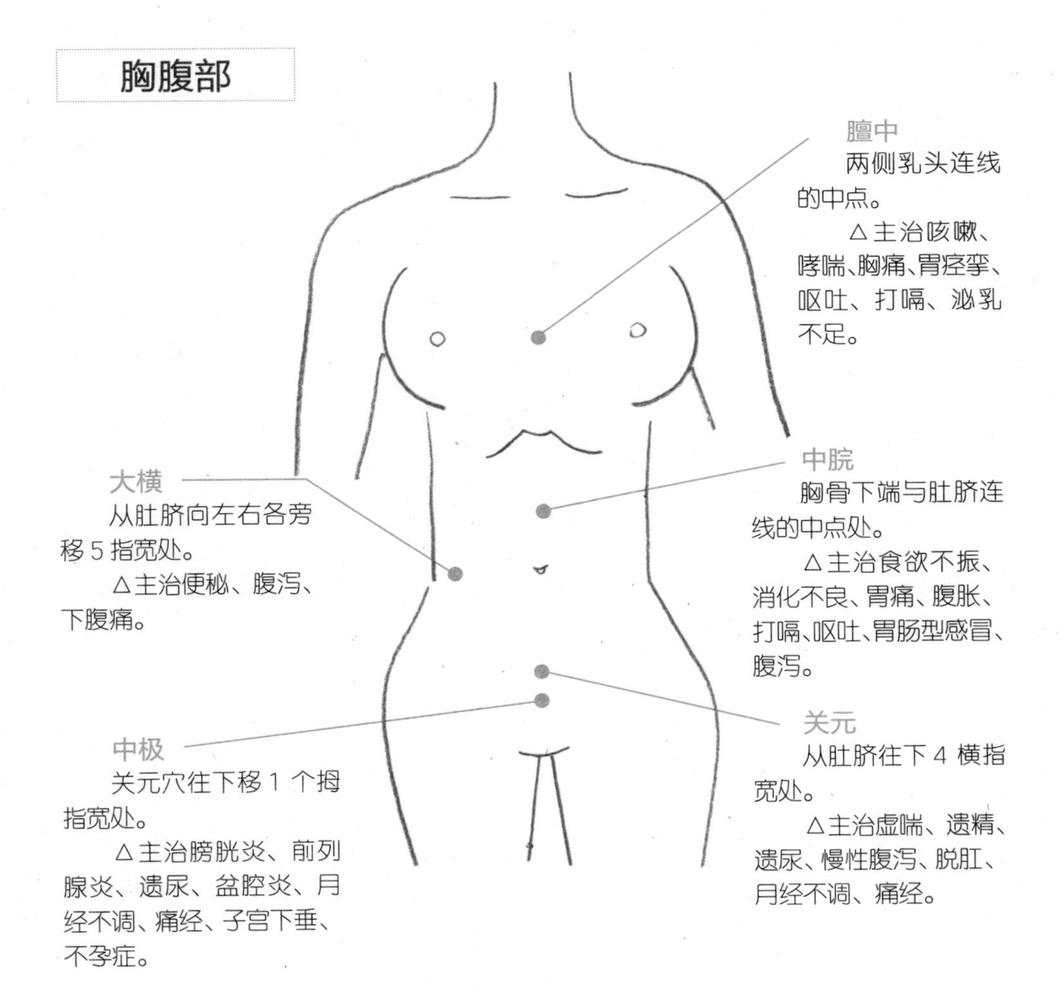

膻中

两侧乳头连线的中点。

△主治咳嗽、哮喘、胸痛、胃痉挛、呕吐、打嗝、泌乳不足。

大横

从肚脐向左右各旁移 5 指宽处。

△主治便秘、腹泻、下腹痛。

中脘

胸骨下端与肚脐连线的中点处。

△主治食欲不振、消化不良、胃痛、腹胀、打嗝、呕吐、胃肠型感冒、腹泻。

中极

关元穴往下移 1 个拇指宽处。

△主治膀胱炎、前列腺炎、遗尿、盆腔炎、月经不调、痛经、子宫下垂、不孕症。

关元

从肚脐往下 4 横指宽处。

△主治虚喘、遗精、遗尿、慢性腹泻、脱肛、月经不调、痛经。

背部

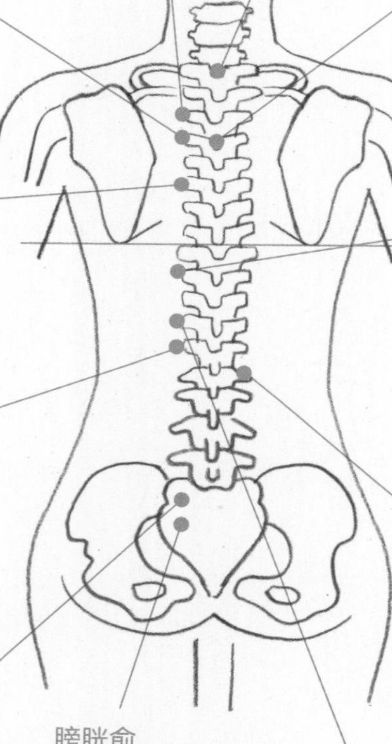

风门

从大椎穴往下数第2个脊骨，其下缘凹陷处往左右各旁移2横指宽处。

△ 主治感冒、鼻塞、流涕、咳嗽、哮喘、支气管肺炎、百日咳。

肺俞

身柱穴往左右各旁移2横指宽处。

△主治咳嗽、哮喘、鼻炎、自汗、盗汗。

心俞

从肺俞穴往下移2个脊骨的距离。

△主治心悸、胸痛、癫痫、口腔溃疡、盗汗、小儿夜啼。

胃俞

从肝俞穴往下移3个脊骨的距离。

△主治食欲不振、消化不良、胃痛、反胃、呕吐、腹胀、腹泻、糖尿病。

小肠俞

平齐于骨盆上缘的脊骨下方，在第1和第2个突起骨之间，位居两侧。

△主治腰痛、骶髂关节痛、腹泻、便秘、盆腔炎、不孕症。

膀胱俞

小肠俞穴下方，第2和第3个突起骨之间，位居两侧。

△主治膀胱炎、前列腺炎、遗尿、排尿困难、遗精、腰背部僵硬疼痛。

大椎

人体后正中线上，低头时颈后突起的脊骨下缘凹陷处，约与肩平齐。

△主治感冒、发热、咳嗽、哮喘、颈肩痛、中暑、小儿惊风。

身柱

从大椎穴往下数第3个脊骨，其下缘凹陷处。

△主治咳嗽、哮喘、花粉症、癫痫、体质虚弱、夜间盗汗，促进大脑发育。

肝俞

从平行于两肩胛骨下缘的脊骨往下移2个脊骨，从该脊骨下缘向左右各移2横指宽处。

△主治痛风，急、慢性肝炎，胆囊炎，黄疸，肋间神经痛。

肾俞

从平行于骨盆上缘的脊骨上移2个脊骨，从该脊骨下缘向左右各移2横指宽处。

△主治尿频、阳痿、早泄、遗精、不育症、月经不调、腰膝无力、四肢不温。

脾俞

从肝俞穴往下移2个脊骨的距离。

△主治胃肠炎、食欲不振、虚弱体质、盗汗、水肿。

手臂

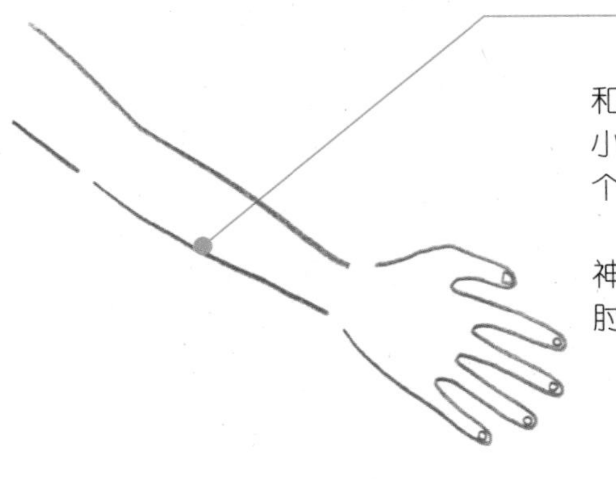

支正

手臂背面，约在手腕和手肘的中点，从手掌根小指侧沿骨头边缘往上6个手指宽处，骨缝间。

△主治头痛、眩晕、神经衰弱、肩膀僵硬、手肘疼痛。

手背

手掌

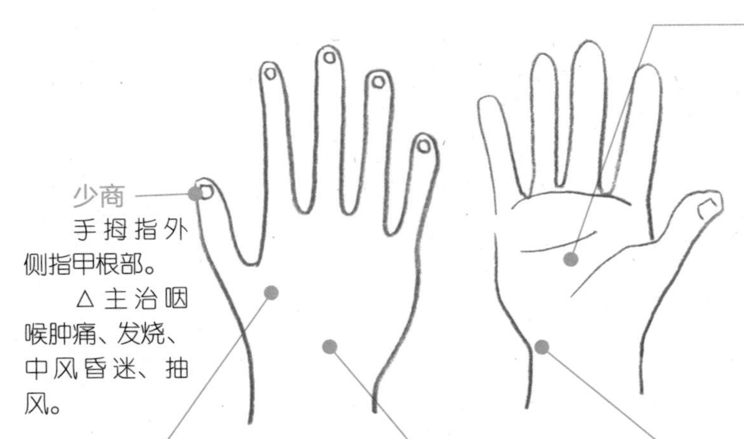

少商

手拇指外侧指甲根部。

△主治咽喉肿痛、发烧、中风昏迷、抽风。

劳宫

握拳屈指时，中指和无名指指端之间的掌心处。

△主治心烦、失眠、冠心病、高血压病、精神疾患、更年期综合征、口腔炎。

合谷

手背虎口处。将一只手拇指的指关节横纹压在另一只手虎口处的指蹼缘上，弯曲拇指，拇指尖下即是穴位。

△主治眼睛充血、鼻炎、牙痛、咽喉肿痛、面瘫、青春痘、上肢瘫痪、手指麻木。

阳池

腕关节背侧横纹中，正对中指与无名指指缝，可触及凹陷。

△主治咽喉痛、前臂麻痛、腕关节炎、糖尿病、妊娠呕吐。

神门

腕关节掌侧横纹小指端，可触及凹陷。

△主治心绞痛、心律不齐、失眠、健忘、烦躁、癔病。

下肢内侧

血海

请家人将左（右）手掌心对准你的右（左）膝顶端按下，拇指和食指成45° 角，拇指指尖所在的大腿肌肉隆起处就是血海穴。

△主治月经不调、痛经、不孕症、贫血、湿疹、荨麻疹、黄褐斑。

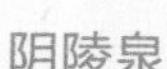

阴陵泉

从脚内踝沿着小腿骨内侧往上，在膝盖下方的骨突起下可触及凹陷，即为该穴。

△主治腹泻、遗尿、排尿困难、阴部疼痛、腰痛、下肢麻木。

三阴交

从内侧脚踝最高点沿着胫骨往上移 4 横指宽处，位于骨头的后缘。

△主治月经不调、痛经、 白带过多、功能性子宫出血、不孕症、胎位不正、水肿、小便不利、肤色暗沉。

下肢外侧

阳陵泉

位于膝盖外侧腓骨小头前下凹陷处，与阴陵泉穴持平。

△主治胸胁痛、肝炎、胆囊炎、胃下垂、小儿惊风、下肢瘫痪。

足三里

从外膝眼（下肢用力蹬直时膝盖下方内外侧均可见一凹陷，为内、外膝眼）往下 4 横指宽处。

△主治胃肠炎、食欲不振、糖尿病、高血压病、失眠、贫血、浮肿、下肢瘫痪。

小腿

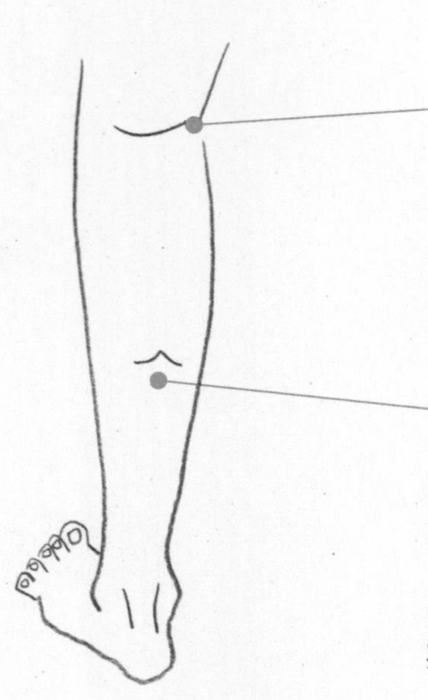

曲泉

屈膝时，膝关节横纹内侧端凹陷处。

△主治膝关节内侧痛、痛经、排尿困难、尿路感染症、疝气、子宫下垂。

承山

伸直小腿或足跟上提时小腿肚下出现的“人”字尖角凹陷处。

△主治小腿肚抽筋、生长痛、下肢疼痛、便秘、痔疮、脱肛。

足背

厉兑

足第 2 趾的趾甲根部（靠第 3 趾侧）。

△主治唇炎、鼻炎、咽炎、牙痛、多梦、神经衰弱、癫痫、小儿惊风。

行间

足第 1、2 趾趾缝间，趾蹼缘向足腕方向移半个拇指宽处，按之有凹陷。

△主治头痛、目赤、青光眼、结膜炎、近视、口腔溃疡、心绞痛、高血压病。

内庭

足第 2、3 趾趾缝间，趾蹼缘向足腕方向移半个拇指宽处，按之有凹陷。

△主治鼻出血、口腔炎、口臭、磨牙症、喉咙痛、小儿溢乳。

太冲

将足第 1、2 趾并拢，从两趾连接处往足腕方向移 2 横指宽处，按之有凹陷。

△主治头痛、头晕、目赤肿痛、胸胁胀痛、面肌痉挛、小儿惊风、高血压病、失眠、多梦。

脚底

涌泉

足 5 趾屈曲时，足底掌心前部凹陷处。

△主治高血压病、冠心病、小儿惊风、昏厥、四肢不温、过敏性鼻炎。

里内庭

足底第 2 趾根下方肌肉隆起处，足趾弯曲时趾肚可触及。

△主治食物中毒、腹痛、呕吐、小腿肚抽筋、口臭、牙龈炎、口腔溃疡。

失眠

足底后跟部，足底正中线与内、外踝尖的连线相交处。

△主治失眠、多梦、易醒、更年期综合征。

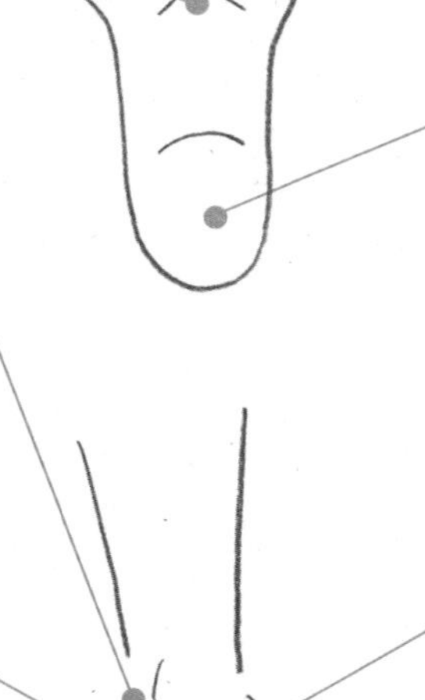

太溪

内踝后方，内踝与跟腱之间的凹陷处。

△主治身体虚冷、眩晕、耳鸣、喉咙痛、更年期综合征、抑郁、失眠、遗精、足跟痛。

水泉

太溪穴直下方 1 个拇指宽处。

△主治小便不利、前列腺疾患、月经不调、白带过多、阴痒、乳腺病、视物模糊。

脚踝

中封

从内侧脚踝向趾端前移 1 拇指宽处，可触及凹陷。

主治胸腹胀满、肝炎、胆囊炎、黄疸、腰痛、踝关节扭伤。

我的中医体验
3

调整饮食习惯，治好不孕症

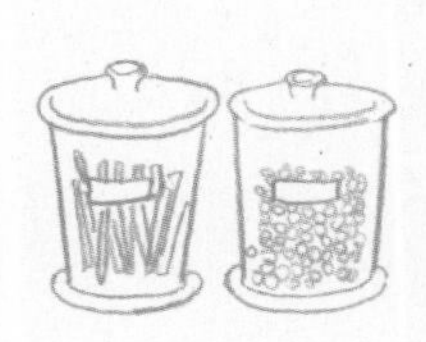

曼丽：38 岁

中医治疗经历：5 年

结婚后我一直想怀孕，但是一直没有动静。在婆婆的推荐下，丈夫陪着我去了中医诊所就诊。

医生诊断我之所以不孕，是因为身体虚冷造成的。医生给我开了改善血液循环的温清饮，并且对饮食进行了指导，嘱咐我不要吃生冷的食物，减少脂肪类和糖类食物的摄取，还教我矫正脊柱和骨盆的体操。丈夫总感到容易疲劳，医生给他开了具有补益强身作用的八味地黄丸。

在服用中药、调整饮食后的第 18 个月，我怀了第 1 胎！为了调养产后的身体，我定期复诊，接受中医调理。一个月前我刚产下第 2 胎。

我个人认为，和西医治疗比起来，中医疗法对改善体质更有效。

第4章

26种常见不适的自疗法

人们在生活中难免会出现身体不适的情况，对此通过药疗、食疗、穴疗等中医自疗方法，能轻松获得改善。

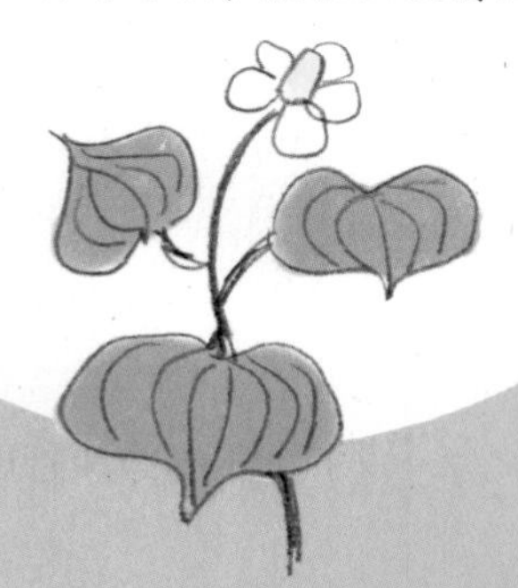

摆脱手脚冰冷

很多女性都有“虚冷症”，容易手脚冰冷，通常称其为“寒性体质”。虚冷症本身并不是疾病，但是女性身体虚冷容易引发妇科方面的问题，如月经不调、痛经、不孕症等，还会引起膀胱炎，所以要予以重视。

中医将虚冷症按照原因大致分为三种类型：

a 胃肠虚弱　因胃肠虚弱导致寒性体质的人，通常会有胃下垂。该类型的人一旦摄入过多生冷食物或油腻的食物就容易发生腹泻。

b 水分代谢不良　体内积存多余的水分，身体就会发冷。该类型的人肾和膀胱功能较弱，通常伴有夜间尿频。

c 血液循环不良　该类型又分为两种情况。一种是血流不畅的“血瘀型”，常表现为手脚冰冷，面部潮热；另一种是血不足的“血虚型”，常表现为全身发冷，面色苍白。

☑ 自我检查

如果腰腹部皮肤泛青，就提示虚冷症较重，要引起重视。

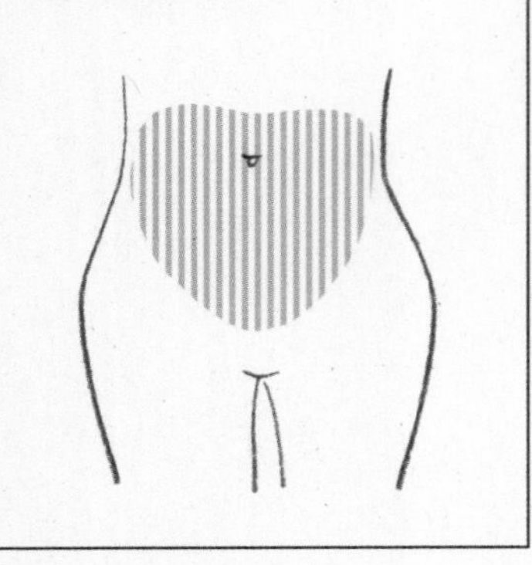

有效改善虚冷症的中药

a类型　建议服用能温暖肠胃，有助消化功能的人参汤。如果发冷严重，就服用温暖作用更强的附子人参汤。

b类型　夜里老跑卫生间的人，可以服用苓桂术甘汤。

c类型　痛经、月经不调、皮肤容易泛青、容易浮肿的人，可以服用当归芍药散。下半身冷、上半身热，经血中夹有动物肝脏样血块的人，可以服用桂枝茯苓丸。月经不调，肌肤粗糙暗沉的人，可以服用四物汤。

改善虚冷症的饮食方法

应避免摄入生冷食物，多食温热食物。像色拉之类配用生菜的料理，都会加重虚冷症。

能改善虚冷症的食物

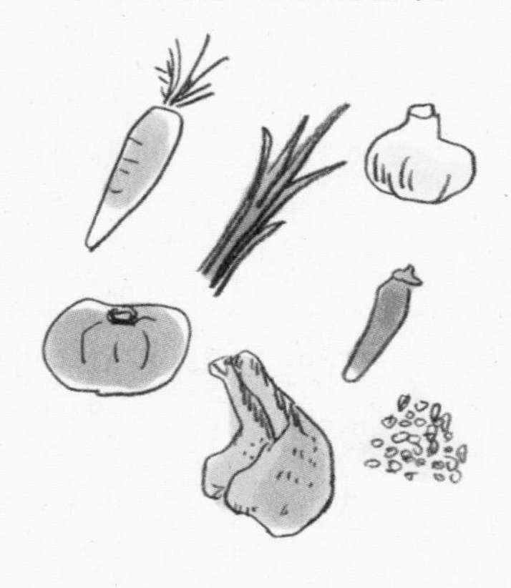

胡萝卜、蒜头、韭菜、南瓜、辣椒、鸡肉、糙米等

依照不同的类型，给予下列饮食建议：

a类型 食用促进消化的白萝卜，温暖肠胃的茴香、洋葱，还有生姜。

b类型 除了与a类型一样摄取同类食物外，可以食用有助于排出水分的红豆和薏米，以及有健脾益肾作用的山药。

c类型 具有化瘀暖身作用的红花、番红花较为适合。

易让身体受寒的食物

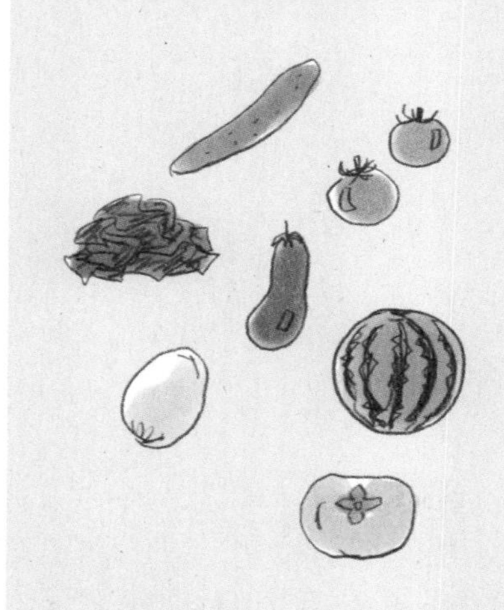

黄瓜、西红柿、茄子、冬瓜、西瓜、柿子、裙带菜、荞麦面等

夏季盛产的蔬菜水果中，有好多容易让身体受寒。因此最好不要大量生食。还有，荞麦、海藻类食物吃太多也会导致身体受寒，最好加热食用，缓解食材的寒性。

冬瓜可以和生姜一起煮；荞麦面可以不做成凉面，改吃汤面。像这样稍微花点心思，就能让身体不受寒。

改善虚冷症简单食谱

* 奶油煮白萝卜

利用汤和奶油，以西式手法烹饪有助消化的白萝卜。特别推荐给 a 类型的人。

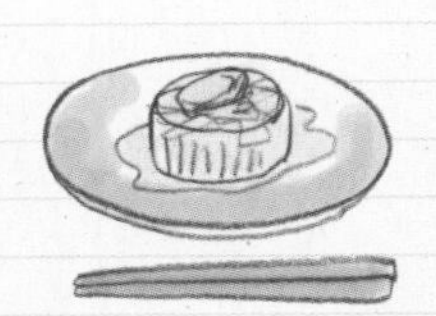

材料（2 人份）

白萝卜		4cm
生姜（切薄片）		8 片
牡蛎		4 个
法式清汤、奶油		各适量
盐、胡椒		各少许
柚子皮、生姜末		各少许
A	红味噌	2 大匙
	酒	1/2 小匙
	味淋	1/2 小匙
	蛋黄	1/2 个
	砂糖	1/4 小匙

做法

1. 将白萝卜切成约 2cm 厚的片，和生姜片一起放进锅内，加入约能淹过食材的法式清汤，加热，待白萝卜煮软后关火，放凉后取出白萝卜，沥干水分。
2. 用平底锅将奶油加热至溶化后，加入步骤 1 的白萝卜，煎至白萝卜两面出现些微焦痕即可，盛入容器内。
3. 在平底锅内追加奶油，放入牡蛎肉拌炒，加盐、胡椒调味。
4. 在小锅内加入 A，加热，搅拌均匀。
5. 在步骤 2 的容器内，放入步骤 3、4 做好的食材，再撒上切碎的柚子皮和生姜末。

* 南瓜红豆浓汤

能排出身体多余水分的红豆，和具有暖身效果的肉桂，可以为身体驱除寒气。特别适合 b 类型的人。

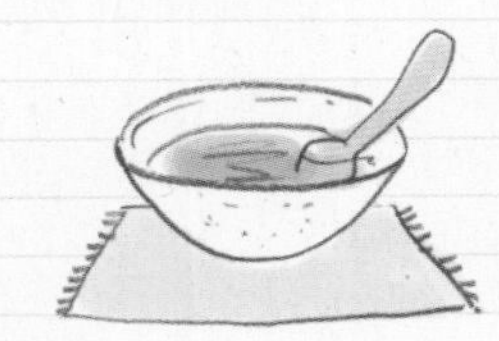

材料（2 人份）

红豆	约 30 粒
南瓜	200g
法式清汤	400mL
肉桂棒	2g
红酒	2 大匙

做法

1. 将红豆用水浸泡一个晚上。
2. 将南瓜切成一口大小的块，与沥干水分的红豆、肉桂棒、红酒一起放入锅内，再加入法式清汤后烹煮。
3. 红豆、南瓜煮好后，将其取出放进搅拌机内打碎。
4. 用步骤 2 留下的汤汁稀释步骤 3 打好的食材，搅拌至个人喜好的浓度就完成了。

* 番红花热牛奶

将活血化瘀的番红花做成可口的热饮。特别推荐给 c 类型的人。

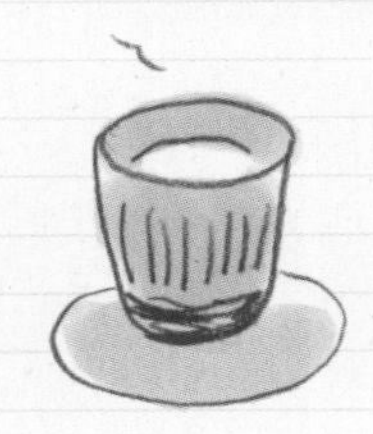

材料（2 人份）

番红花	4~5 根
鲜奶	400mL
蜂蜜	1 大匙

做法

1. 将鲜牛奶和番红花加入锅内，煮沸，保持 3 分钟后关火。
2. 加入蜂蜜搅拌均匀即可。

穴位自疗与小提示

a 类型的人可以灸疗足三里穴，b 类型的人可以灸疗涌泉穴，c 类型的人可以灸疗三阴交穴。在生活中应注意养成有规律的生活作息，适度运动，注意保暖。

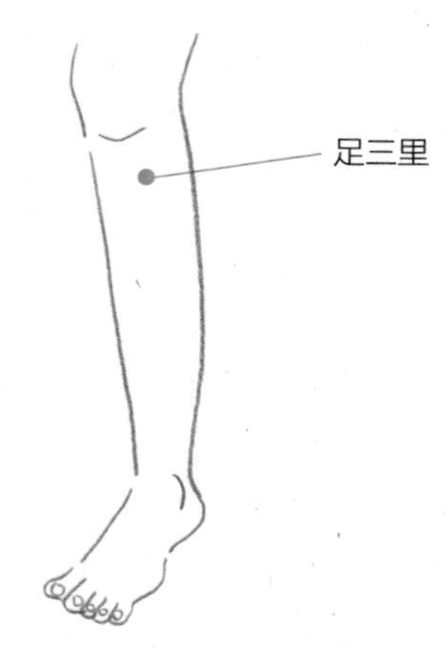

足三里

从外膝眼往下 4 横指宽处。

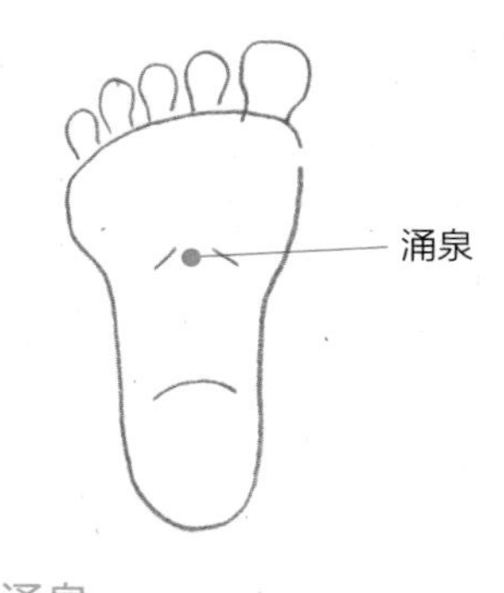

涌泉

足 5 趾屈曲时，足底掌心前部凹陷处。

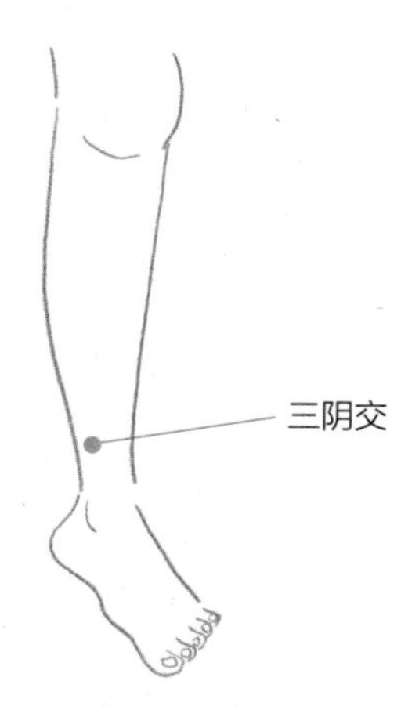

三阴交

从内侧脚踝最高点沿着胫骨往上移 4 横指宽处，位于骨头的后缘。

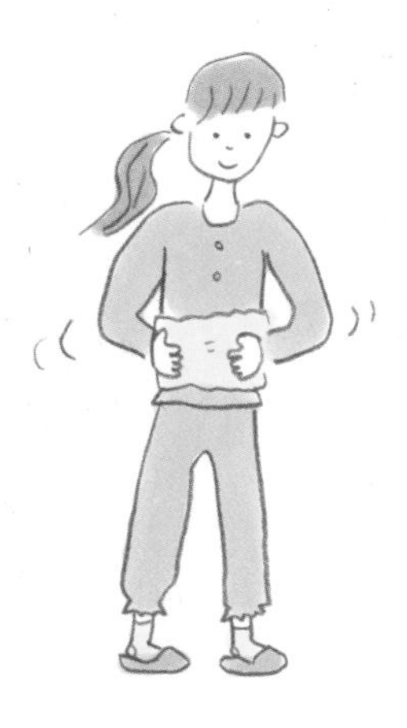

下半身虚冷的情况严重时，可以围肚兜或贴暖宝宝进行保暖。

另外，除了炎热的夏季，一定不要光脚穿鞋哦！

消除慢性疲劳

“最近感觉容易疲劳。”“早晨总是喜欢赖床。”……你是否也有这样的时候呢？如果经过休养之后疲劳仍得不到消除，则可能存在糖尿病、心脏病、肝肾疾病的隐患。排除上述疾病，如果只是单纯的身体疲劳难以消除，可以采用中医疗法进行改善。

中医把慢性疲劳的原因分为两种：

a 气血不足　慢性疲劳的人常表现为气力不足和精力减退，进而影响血液循环。同时，肠胃虚弱也是造成气血不足的主要原因。

b 肾气虚弱　中医认为，肾气是人体生命活力的源泉。因此，肾气虚弱，就会容易感到疲劳，精力衰退。通过服用中药、穴疗、食疗等中医疗法，可以使体质得到改善。

自我检查

身体疲劳，并伴有较大的精神压力，食欲不振，一般为 a 类型。没来由地感觉非常疲劳，半夜起来上厕所的次数增加，腰部皮肤泛青，多为 b 类型。

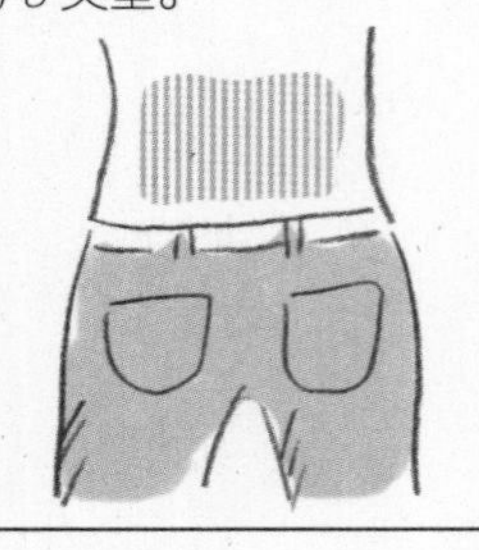

有效消除慢性疲劳的中药

a 类型　建议服用具有促进血液循环、活化肠胃功能、提升气力作用的十全大补汤。肠胃虚弱，容易疲劳，睡觉时盗汗者，可以服用补中益气汤。因受寒而致肠胃虚弱、食欲不振、腹泻、恶心想吐时，建议服用小建中汤。因为受寒而导致腹部胀气的人，则要服用大建中汤。

b 类型　肾气虚弱时，建议服用益肾强身的肾气丸。

改善慢性疲劳的饮食方法

有助消化的食物，能够促进营养的吸收，加速疲劳的消除。

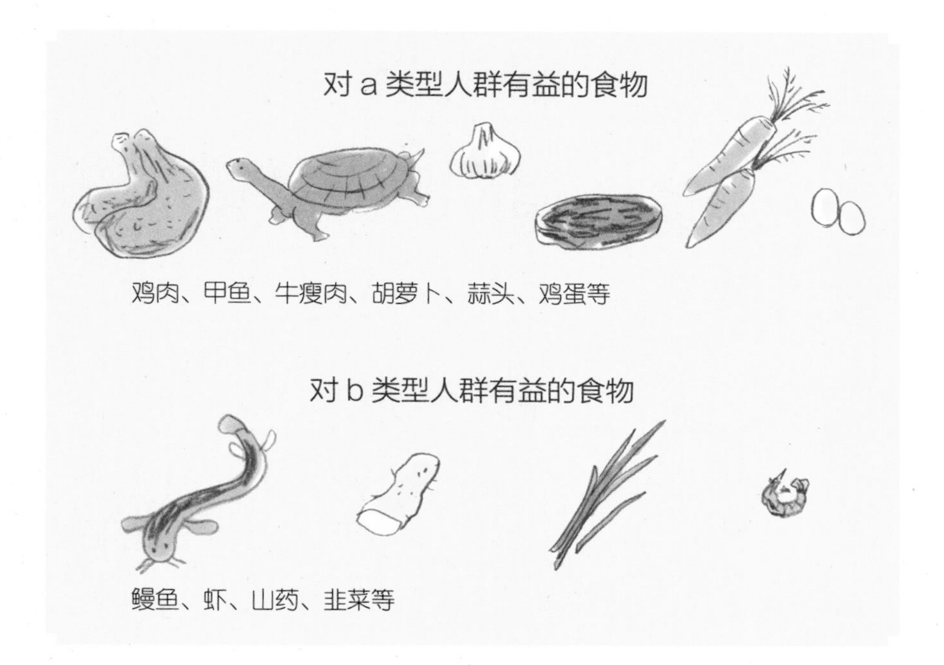

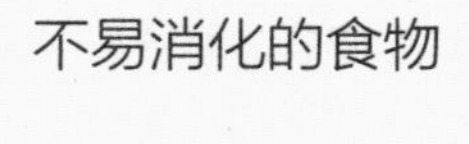
不易消化的食物

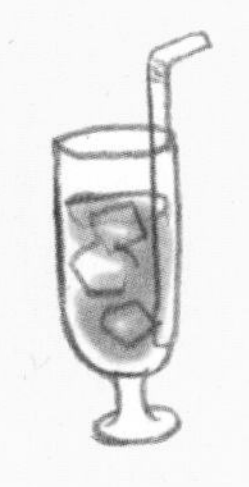
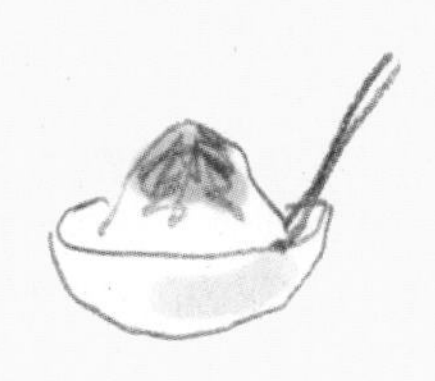
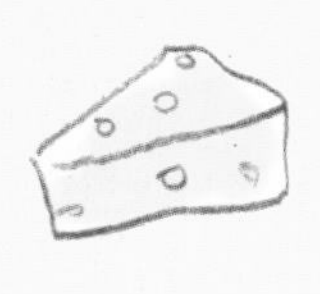

冷饮、冰激凌、油炸食品、肥肉、各类乳制品（如奶酪、奶油）等

改善慢性疲劳
简单食谱

* 味噌腌蒜头

蒜头是补充体力的传统食材，用味噌腌渍可以降低蒜头的异味。建议 a 类型的人摄取。

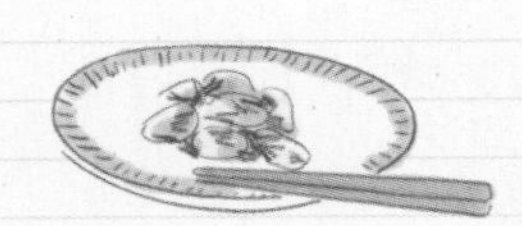

材料（容易制作的分量）

蒜头（中号）	5 个
味噌	150g
酒	2 大匙
味淋	2 大匙

做法

1. 将蒜头一瓣一瓣剥好，小心去皮。
2. 将剥好的蒜瓣放进蒸笼，用中火蒸 15 分钟，然后常温冷却后装入贮藏容器内。
3. 用酒和味淋稀释味噌，倒入步骤 2 的容器内，腌 1 个月左右即可。此时蒜瓣的味道就会变得缓和，容易入口。

* 韩式韭菜鸡蛋汤

蔬菜分量十足，是令人开心、滋补效果很好的汤品。对 b 类型的人特别有效。

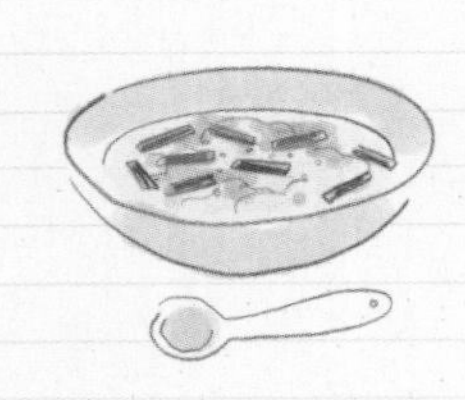

材料（2 人份）

韭菜		1/2 把
生姜		3g
蒜头		1/2 瓣
白萝卜		25g
胡萝卜		10g
大葱		1/4 根
A	鸡骨高汤	270mL
	酱油	1 大匙多一点
	酒	3/4 大匙
	盐	少许
鸡蛋		1 个
黑芝麻		少许

做法

1. 将韭菜切成 3cm 长段；鸡蛋打入碗中，搅散。
2. 将蒜瓣切薄片，生姜切丝，白萝卜、胡萝卜、大葱切成短条状。
3. 将 A 及步骤 2 的食材放入锅内，加热煮沸后，再加入步骤 1 的韭菜，并立即淋上步骤 1 的蛋液，稍搅即关火。
4. 将汤盛入容器内，撒上黑芝麻。

* 山药栗子粥

能补益肾气，暖和身体。推荐给 b 类型的人。

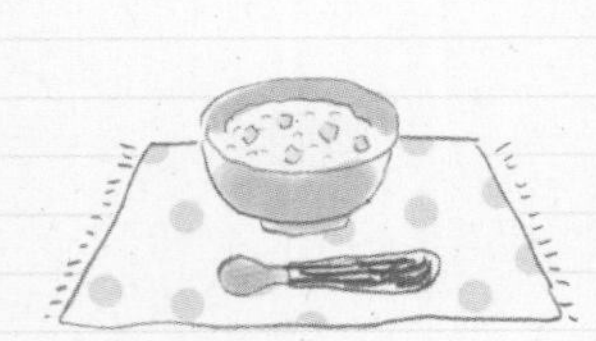

材料（2 人份）

山药	100g
生姜	2g
枸杞	10 粒
栗子（去皮）	4 颗
大米	50g
盐	1/3 小匙

做法

1. 将山药去皮，切成 1cm 见方的块；生姜切末，每颗栗子切成 8 等份。
2. 将大米洗净后浸泡 30 分钟，然后再与步骤 1 的生姜、栗子一起放进锅内，加入 300mL 水，开大火煮沸后再改小火。
3. 10 分钟后锅内加入山药，再过 8 分钟后加入枸杞。20 分钟过后粥煮好，加盐调味，关火。

穴位自疗与小提示

a 类型的疲劳可通过穴位疗法得到改善。根据感觉疲劳的部位不同，采用的穴位也不同。头面部疲劳而且表情僵硬，按合谷穴；脖子和肩膀酸痛，按肩井穴；足部疲劳，按足三里穴；压力性疲劳，按天柱穴。

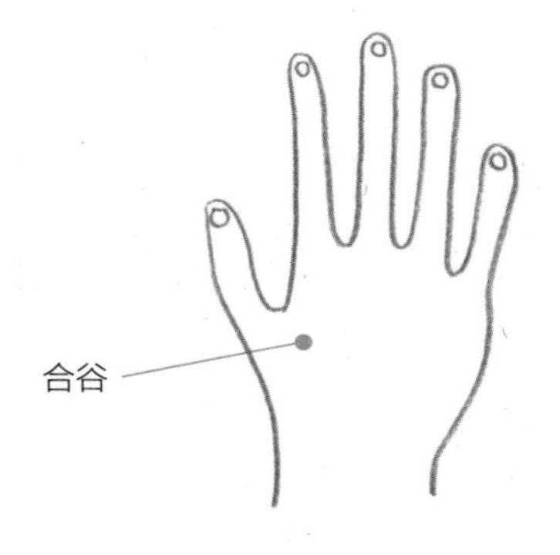

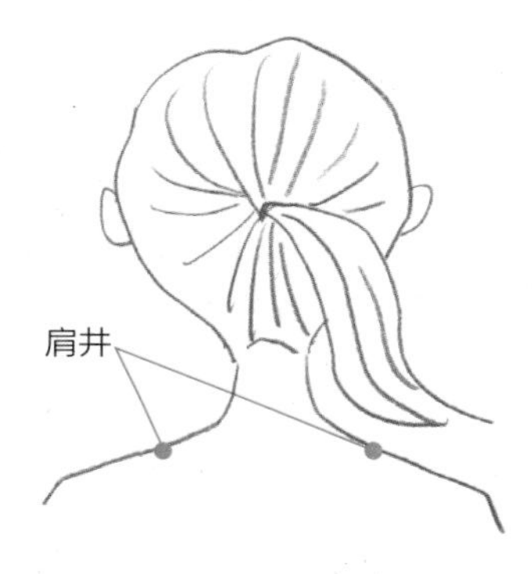

合谷

手背虎口处。将一只手拇指的指关节横纹压在另一只手的虎口指蹼缘上，弯曲拇指，拇指尖下即是穴位。

肩井

从后颈根部往左右各移 3 横指宽处，约位于肩膀中央最隆起的部位，与乳头在一条垂直线上。

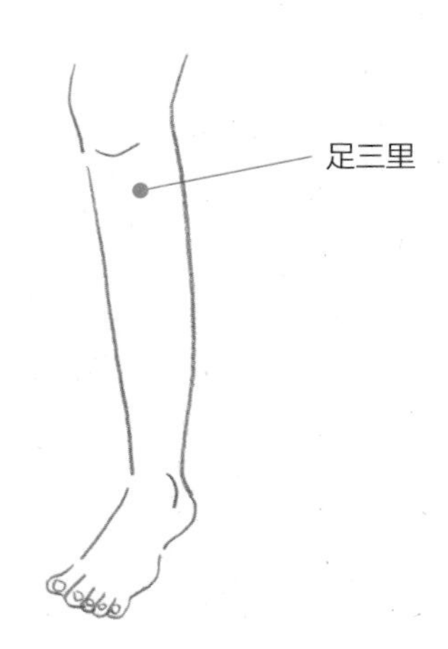

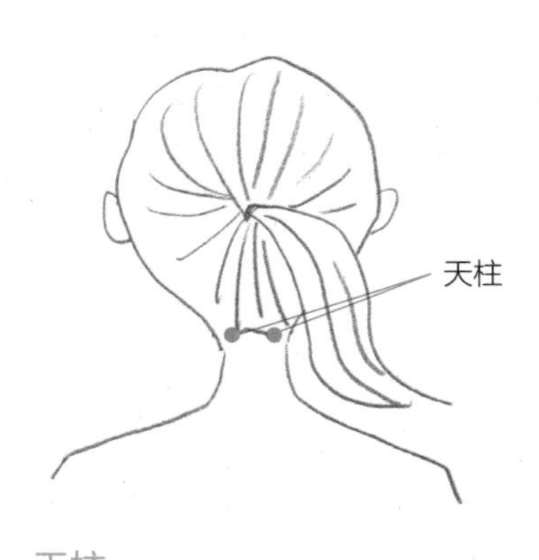

天柱

后发际中央向左右各旁移 1 拇指宽，在较粗肌肉的外侧凹陷处。

足三里

从外膝眼往下 4 横指宽处。

快速减轻头痛

不少人患有慢性头痛，疼痛加重时通常习惯服用止痛药物。不过，止痛药物只是一时缓解症状，并不能从根本上解决问题。针对于此，可以根据以下不同的情况采取中医综合疗法。

a 伴有颈肩酸痛　颈肩酸痛会加重头部的血液循环不良。

b 身体受寒　如果身体受寒，也会引起头痛，并伴有恶心欲吐。

c 血瘀　血瘀体现为血的循环不良，容易引起脑血管问题，出现头痛，常伴有身体虚冷但火气大。

d 水分代谢不良　此类型头疼通常在暴饮暴食致肠胃受伤之后出现，伴有恶心、腹胀、食欲不振、肚子发凉等。

e 重大疾病　头痛也可能是罹患脑瘤、脑炎或急性脑血管疾病的征兆。如果头痛剧烈，应首先去医院接受诊察。

☑ 自我检查

对照 a~e，确认自己属于哪种情况吧。

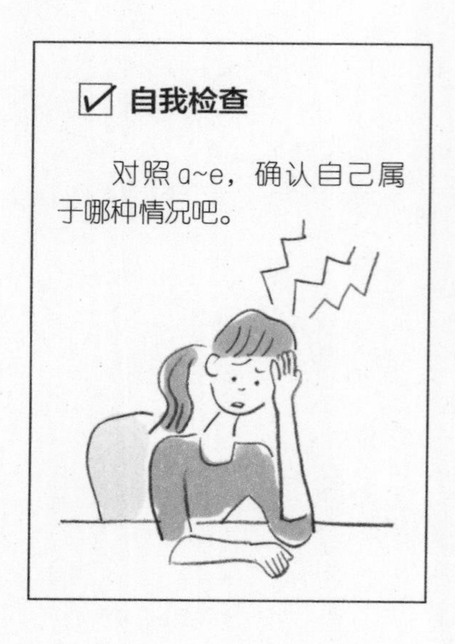

有效改善头痛的中药

a类型　葛根汤可缓解颈部及肩膀的酸痛，改善头部血液循环，进而消除头痛。

b类型　胃肠虚弱，一受寒就突然头痛、恶心欲吐者，可以服用吴茱萸汤。

c类型　桂枝茯苓丸具有活血化瘀的作用，对于血管性头痛有效，也可用于经期血瘀型头痛。

d类型　半夏白术天麻汤可提升肠胃机能，改善头痛、食欲不振、恶心、腹胀、腹部发凉等症状。

改善头痛的饮食方法

基本上，只要摄取具有发汗作用、能消除肩颈紧绷的食物即可。c 类型的人还要多摄取芹菜、西红柿等降火气的食物。

有效改善头痛的食物

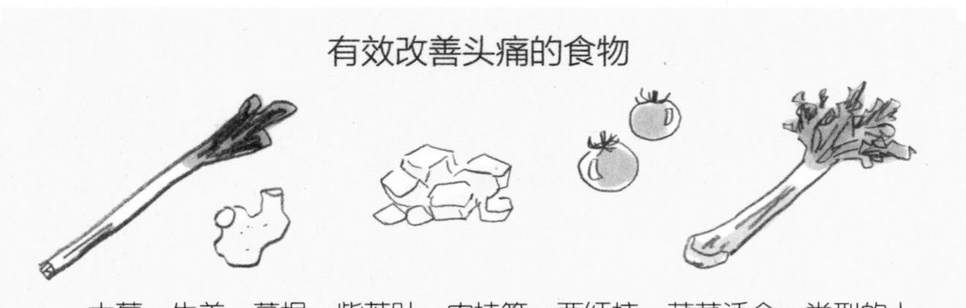

大葱、生姜、葛根、紫苏叶、肉桂等；西红柿、芹菜适合 c 类型的人

穴位自疗与小提示

为了缓解肩膀的紧绷，改善头部的血液循环，大家可以刺激天柱和肩井穴。如果还有火气大的症状，可以按涌泉穴。

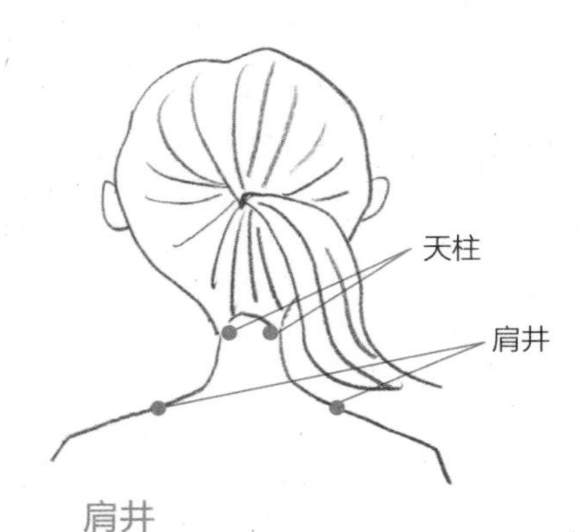

肩井

从后颈根部往左右各移 3 横指宽处，约位于肩膀中央最隆起的部位，与乳头在一条垂直线上。

天柱

后发际中央往左右各旁移 1 拇指宽，在较粗肌肉的外侧凹陷处。

改善头痛简单食谱

*** 芹菜西红柿汤**

推荐给容易上火的 c 类型。这是利用西红柿汁制作的简单汤品。

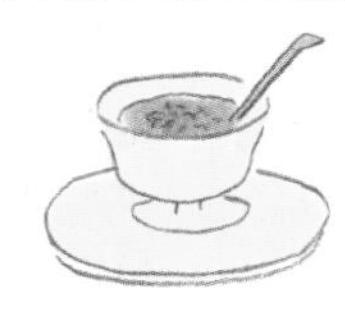

材料（2 人份）

洋葱	1/8 颗
蒜头	1 瓣
生姜	3g
芹菜	1/2 把
鸡骨高汤素（颗粒）	1/2 小匙
西红柿汁（无盐）	200mL

做法

1. 将洋葱和蒜瓣切碎，生姜切末，芹菜切薄片。
2. 将步骤 1 的食材放进锅内，加入 200mL 水后，开火加热。
3. 待蔬菜煮熟后，加入鸡骨高汤素和西红柿汁，煮沸后关火。

促进感冒痊愈

中医认为，感冒时风邪常从头颈部、鼻子、喉咙、肩膀侵入人体，所以感冒初期会感到头颈酸痛、鼻塞、喉咙痛、肩膀痛。为了预防风邪侵袭，在寒冷和风沙天气要注意戴帽子、围巾、口罩等。

感冒通常有以下四种类型：

a 天气干冷引起鼻咽发炎 气温较低、空气干燥的季节是感冒易流行的季节，因为干冷空气会使鼻腔、咽喉黏膜的抵抗力下降，容易遭到细菌或病毒的入侵，引起鼻咽发炎，进而出现一系列感冒症状。

b 肩颈部发冷 中医认为，外感风邪是引起感冒的主要原因，而肩颈部发冷、酸痛是发病的先兆。

c 非常怕冷，发热不明显 表现为感冒初期发热不明显，但非常怕冷，痰液和鼻水稀薄。

d 感冒久不愈，影响肠胃功能 感冒日久或进一步加重的话，人会变得没有食欲，出现口黏、舌头上出现白腻舌苔等症状。

自我检查

对照 a~d，确认自己属于哪种情况。

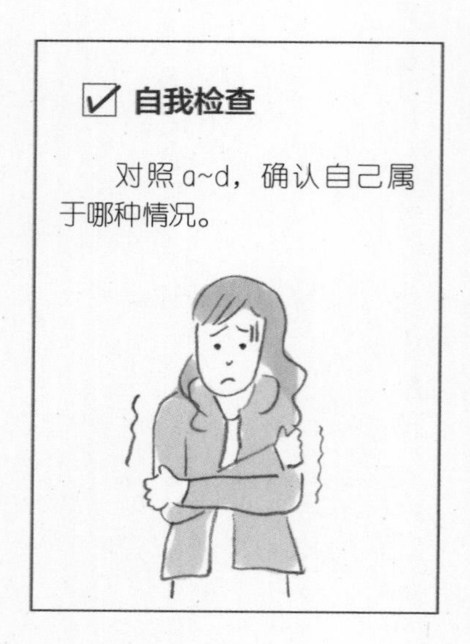

有效改善感冒的中药

a类型 服用银翘散及祛风解毒汤很有效。

b类型 感冒初期若感觉肩膀酸痛明显就服用葛根汤；如果背部发冷或受寒明显，则可服用柴胡桂枝干姜汤；打喷嚏、流涕不止、稀痰较多，可以服用小青龙汤。

c类型 非常怕冷，几乎不发热，可服用麻黄附子细辛汤。

d类型 感冒久不愈，发低烧，导致没有食欲时，可服用柴胡桂枝汤或小柴胡汤。

改善感冒症状的饮食方法

要注意摄取温暖身体、有益消化的食物，避免摄取易让身体受寒的食物（参见第 53 页）或不易消化的食物（参见第 57 页）。

有助感冒迅速痊愈的食物

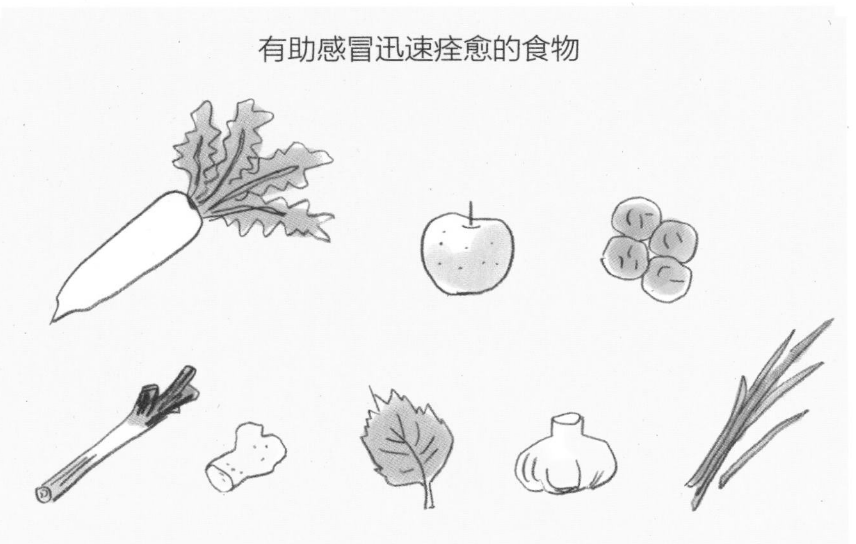

白萝卜、梨、梅干、肉桂、青椒、大葱、生姜、葛根、紫苏叶、蒜头、韭菜等

依照不同的类型，最好再积极摄取下列食物：

a 类型 梨汁和白萝卜泥具有治疗喉咙干痛、消除炎症、止咳的作用。另外，金银花茶也有治疗及预防感冒的作用。

b c 类型 摄取暖身的食物，最好能流点汗。建议喝具有发汗与暖身作用的姜汤（可加大葱），或有发汗、解热作用的葛粉汤。这些食物对头痛、咳嗽、鼻塞也有效果。在热的肉桂红茶中加一点姜汁饮用，也是不错的方法。

d 类型 摄取米粥等暖身易消化的食物，避免油腻食品。

改善感冒简单食谱

* 白萝卜泥汤

能缓解喉咙炎症的白萝卜，配上能协助发汗的生姜。特别推荐给 a 类型的人。

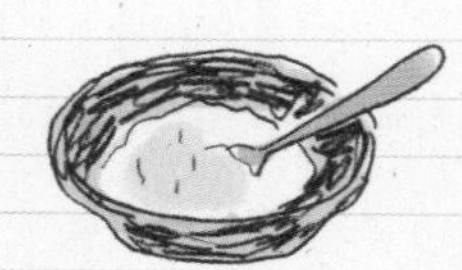

材料（2 人份）

白萝卜	5cm
生姜	2g
高汤酱油	2 小匙
热水	240mL

做法

1. 分别将白萝卜、生姜磨成泥。
2. 在步骤 1 的食材中加入高汤酱油，再注入热水。

* 紫苏姜茶

能促进发汗，减轻咳嗽、咳痰症状。适合 c 类型的人。

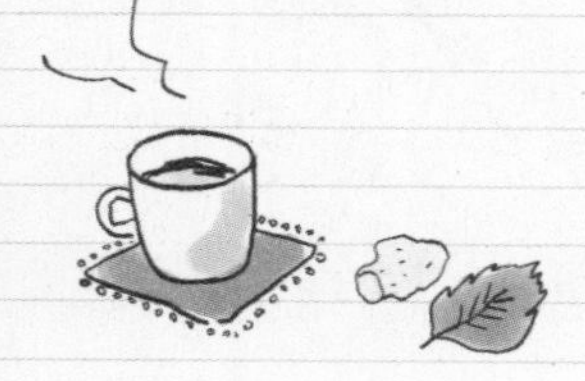

材料（2 人份）

紫苏叶	4 片
生姜	2g
蜂蜜	1 大匙
水	400mL

做法

1. 将紫苏叶切末，生姜磨成泥。
2. 将水倒进锅内煮沸，加入步骤 1 的食材，再次煮滚后关火。锅中倒入蜂蜜，搅拌均匀。

* 鸡肉暖暖锅

可于感冒久不愈导致食欲不振时吃，适合 d 类型的人。也有助于提高免疫力，预防感冒。

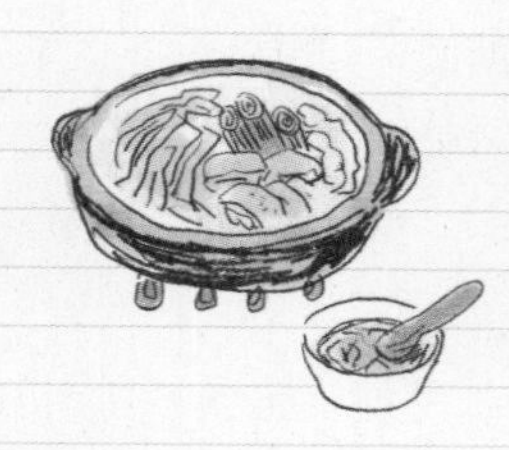

材料（2 人份）

鸡肉	80g
白菜	1/10 棵
蒜头	1 瓣
生姜	5g
酱油、胡椒	各少许

做法

1. 将鸡肉切成一口大小的块，白菜切成 3cm 左右的段，蒜瓣切成薄片，生姜切丝。
2. 将 400mL 水及步骤 1 的食材倒进锅内，用大火煮滚后转中火继续煮。
3. 鸡肉熟了之后，加入酱油、胡椒调味。

* 亦可加入白萝卜、胡萝卜、大葱。另外，加入少许葛根粉会让效果更棒。

穴位自疗与小提示

风门穴是有效防治感冒的穴位。在身体发冷，感觉自己好像要感冒的时候，要对这个穴位进行保暖，可以外贴暖宝宝。此外，感冒初期对其进行按压，可以防止感冒加重。

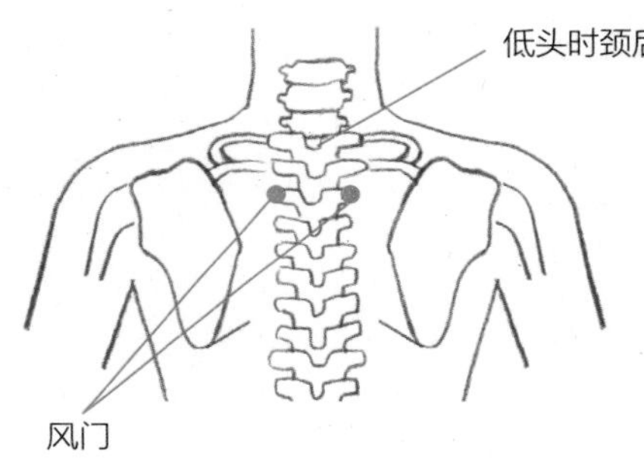

风门

从大椎穴（低头时颈后突起的脊骨下缘凹陷处）往下数第 2 个脊骨，其下缘凹陷处往左右各旁移 2 横指宽处。

若罹患 a 类型的感冒，为了防止嘴巴及喉咙干燥，可以戴上将中央部位稍微弄湿的口罩，尤其在晚上就寝的时候。

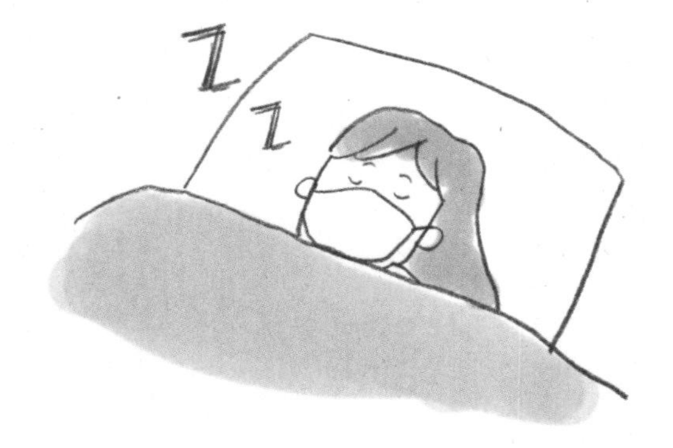

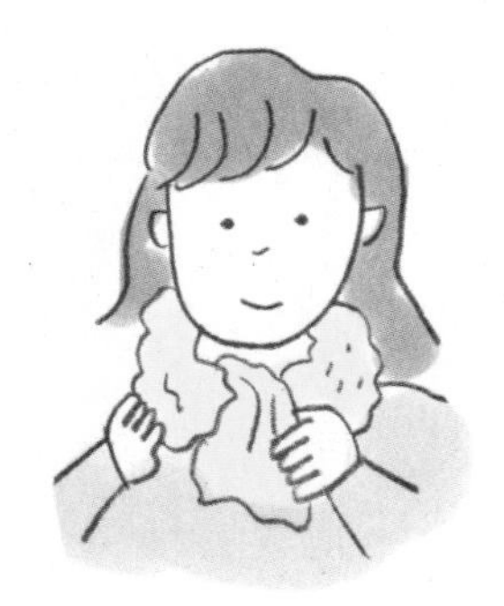

若罹患 b、c 类型的感冒，可以采取戴围巾、穿背心、使用暖宝宝等方法，温暖脖子及两肩胛骨之间的部位，就能更快速地治好感冒。

调理哮喘体质

中医认为，哮喘发作的原因有三种：内因、外因、不内外因。内因是指过敏体质、体质虚弱、情绪不稳定等。外因指低气压、寒冷天气、空气污染等外部环境以及压力因素。不内外因指嗜好烟酒、熬夜等不健康的生活习惯。

中医会从不同的病因、症状、体质入手，给予相应的治疗，改善体质，预防发作。

以下是哮喘发作的常见类型。

a 痰液稀薄　痰多质稀，容易气喘吁吁。

b 喉咙干燥，持续干咳　症状严重时，还会产生黏痰。

c 与压力有关　感受到压力时，也会引起哮喘发作，并伴有喉咙被某种东西卡住的不适感。

d 严重的呼吸道炎症　伴有持续咳嗽，夜晚加剧。

e 受寒容易引起发作　伴有身体发冷、畏寒、手脚冰凉等症状。

自我检查

对照 a~e，确认自己属于哪种情况。

有效改善哮喘的中药

○所有类型→服用柴朴汤，可缓解胸口压迫感及喉咙阻塞感。

a类型　服用改善呼吸系统水分代谢的小青龙汤。

b类型　长期持续性干咳，喉咙干涩，舌头光滑、没有舌苔者，可以服用麦门冬汤。

c类型　因心理压力而引起哮喘发作者，可以服用半夏厚朴汤。

d类型　发生剧烈咳嗽、呼吸困难时，可以服用麻杏甘石汤。

e类型　服用助阳散寒的麻黄附子细辛汤，可有效改善病情。

改善哮喘的饮食方法

哮喘，是特别需要在饮食上进行调养的疾病。尤其要注意的是，吃得太饱，容易使哮喘发作。另外，食欲异常通常是哮喘发作的前兆。可参考下面的介绍，摄取对改善哮喘有益的食物。

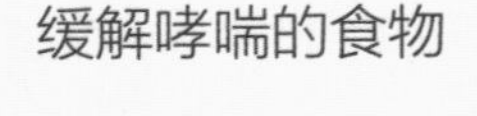

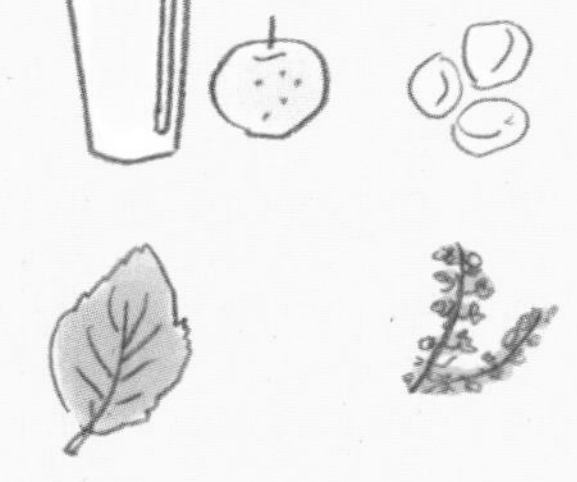

梨汁、银杏、枇杷、紫苏叶、紫苏子等

注意 脾胃虚寒的人过多食用紫苏，容易出现腹泻、消化不良。紫苏还有一定的升血糖作用，故糖尿病患者慎食。

应谨慎食用的食物

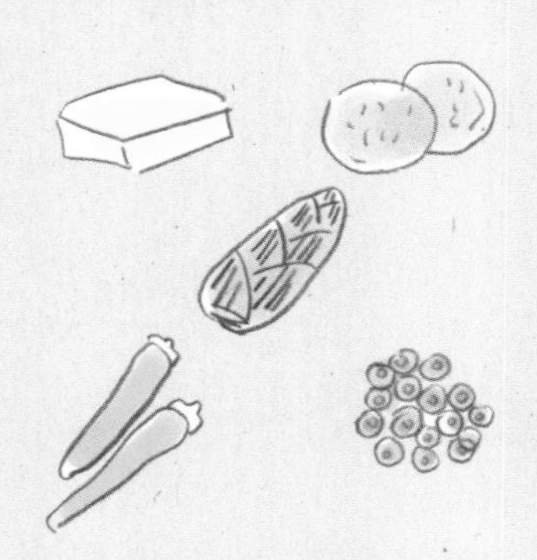

麻薯、年糕、糯米饭类食物，胡椒、辣椒等刺激性强的食物，竹笋、山菜等涩性较强的食物，以及鲑鱼子、鳕鱼子、鲭鱼、螃蟹、虾等

银杏要避免摄取过量

自古以来人们就熟知银杏具有止咳平喘的作用。

若懒得剥银杏壳，可使用微波炉，很方便。将银杏放进较厚的信封内，彻底密封后，放进微波炉内加热约 1 分钟（壳会在信封中裂开，发出很大的声音）。打开信封，在裂开壳的银杏上撒盐，就可享用。如果有些银杏壳没裂开，请用厨用剪刀剥壳。银杏含有氢氰酸毒素，绝对不能生吃，加热后虽毒性减小，但若一次摄取太多仍会导致呕吐、呼吸困难等中毒症状。大人一天最多只能吃 10 颗以内，孩童则是 5 颗以内。

改善哮喘
简单食谱

* 银杏豆腐

可充分发挥银杏的止咳平喘效果。

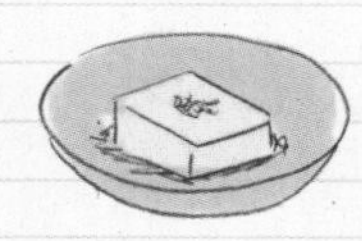

材料（2人份）

银杏	15颗
豆浆	2杯
葛根粉	1/2杯
A 酒	1/2小匙
A 盐	少许
高汤（可用少许酱油或味淋提味）	1/2杯
柚子皮	少许

做法

1. 将银杏剥壳取出，轻炒，除去薄膜后，放进搅拌机，一边慢慢加入豆浆，一边搅碎。
2. 将步骤1处理好的银杏移至大碗中，与用豆浆溶解的葛根粉搅拌均匀，再加入A调味后，放进锅内。
3. 用中火加热，一边不停地搅拌，一边将火力从中火调至小火，加热至锅中内容物变得均匀透亮。
4. 用热水润湿事先加热过的定型盒内侧，注入步骤3的食材，并趁热用木勺将食材表面抚平。
5. 将步骤4的成品放入蒸笼内蒸约5分钟。
6. 将蒸好的食材倒入容器内，撒上切碎的柚子皮，淋上事先热好的高汤。

* 松子风味百合汤

对b、c类型特别有效，能有效润肺，安神除烦。

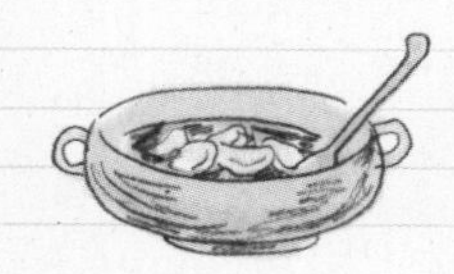

材料（2人份）

百合	50g
松子	20粒
法式清汤	400mL

做法

1. 将松子放进烤箱中轻烤至表面微焦。
2. 将百合洗净，用刀子削除其外侧脏污的部分，一片一片剥开。
3. 将法式清汤倒进锅内加热，加入步骤2的百合，煮至其变软。
4. 将步骤3的食材倒入杯子中，加入步骤1的松子点缀。

* 紫苏梨汁

能抑制肺部炎症，缓解咳嗽，滋润喉咙，适合b、d类型。

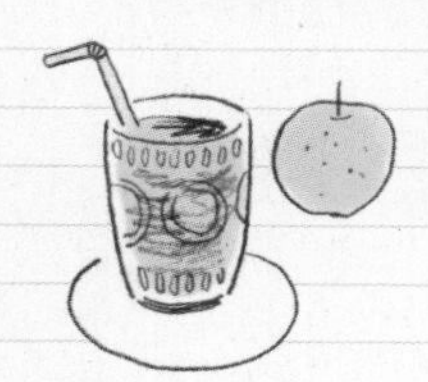

材料（2人份）

梨	2颗
紫苏叶	4片

做法

1. 将梨削皮去核，磨成泥。
2. 将紫苏叶切碎放进锅内，加入200mL热水，搅拌后稍微放凉。
3. 混合步骤1和步骤2的食材。

穴位自疗与小提示

以背部的肺俞穴和身柱穴为中心，每天用干布进行按摩，有缓解哮喘的作用。通过对肺俞、身柱、肩井等穴进行指压或施灸，也可有效预防哮喘发作。施灸时只要做到皮肤感受到热度即可。

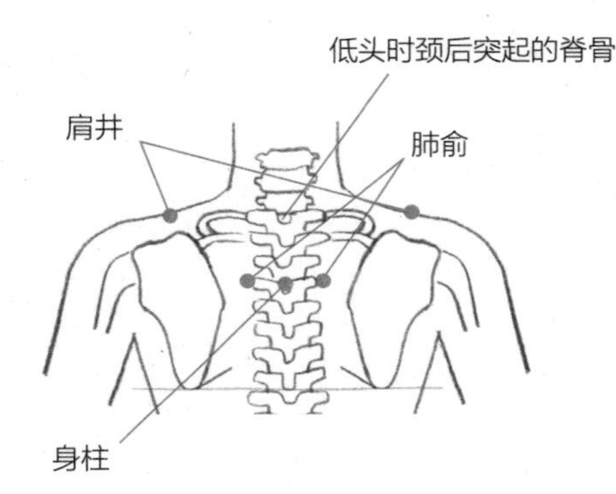

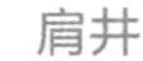

肩井

从后颈根部往左右两侧各移 3 横指宽处，约位于肩膀中央最隆起的部位，与乳头在一条垂直线上。

身柱

从大椎穴（低头时颈后突起的脊骨下缘凹陷处）往下数第 3 个脊骨，其下缘凹陷处。

肺俞

身柱穴往左右各旁移 2 横指宽处。

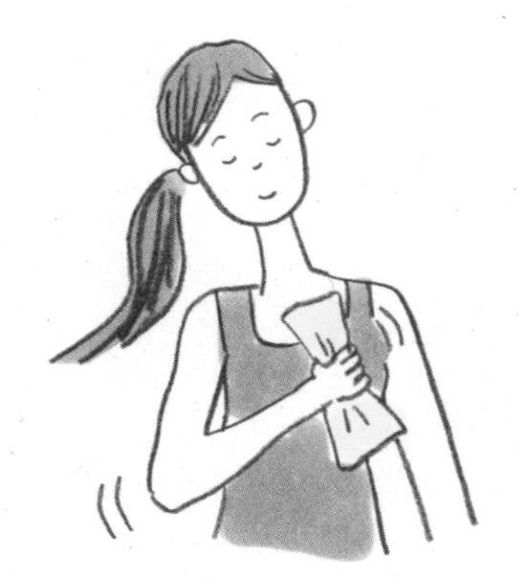

“干布”摩擦就是利用干燥的毛巾摩擦上背部及上胸部 5~10 分钟，重点在于迅速摩擦。最好能每天早上、晚上各做 1 次。

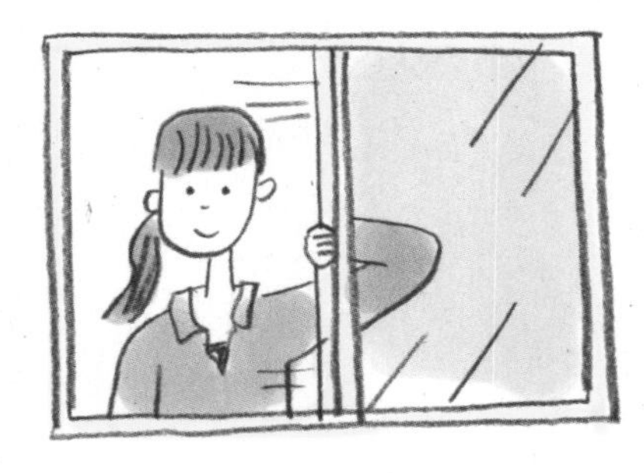

清扫房间，让空气流通，保持房间内的清洁，防止吸入灰尘，对预防哮喘发作也很重要。

缓解鼻炎有良策

鼻炎是一种通常没有必要特地去看医生，但又让人感到非常不适的疾病。鼻炎的发病有遗传、饮食、精神压力等多种原因。一般常表现为感冒初期症状、过敏性鼻炎、鼻窦炎、花粉症等。

初春和初秋是鼻炎多发的时节。春天鼻炎发作症状一般较轻，秋天鼻炎发作则容易引发哮喘。在中医看来，这两个时期鼻炎发生的机制是不一样的。

春天，肝阳生发，易使气血上冲，导致鼻腔黏膜充血；初秋，早晚气温低，肺气受到抑制，鼻腔黏膜的抵抗力下降。这些都是导致鼻炎发生的原因。中医认为前者属于瘀血阻络，后者属于寒邪壅肺。

因此，在治疗上要针对不同的原因进行相应的处理，或活血化瘀，或温肺散寒。同时，改善水分代谢也非常重要。

☑ 自我检查

鼻炎发作时，要留意鼻涕的状态，如，是清水样，还是黄浊样并伴有鼻塞？花粉症，则除了有鼻塞、鼻痒、打喷嚏等过敏性鼻炎症状外，还伴有眼部不适。

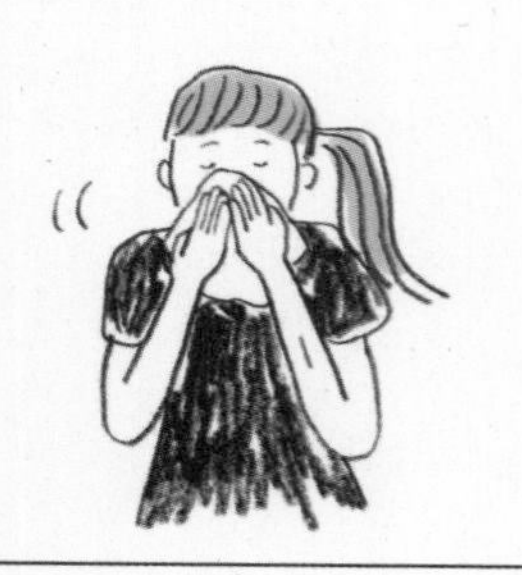

有效改善鼻炎的中药

○鼻水清稀量多的类型→平时就容易患感冒、流鼻水的人，建议服用小青龙汤。如果伴有腰背部寒冷、手脚冰冷等体内寒气较重的情况，就要服用麻黄附子细辛汤。

○鼻水黄浊并伴有鼻塞的类型→服用葛根汤加川芎、辛夷。此方也适用于伴有头痛、低热、鼻部浮肿的情况。

○花粉症→服用葛根汤合十味败毒散，可有效改善鼻部和眼部的过敏症状。也可以服用黄连解毒汤合十味败毒散，特别有助于抑制眼部发痒。

改善鼻炎的饮食方法

过多吃下方右侧绿色栏罗列的食物，可能导致症状加重，请务必注意。

能改善鼻炎及花粉症的食物

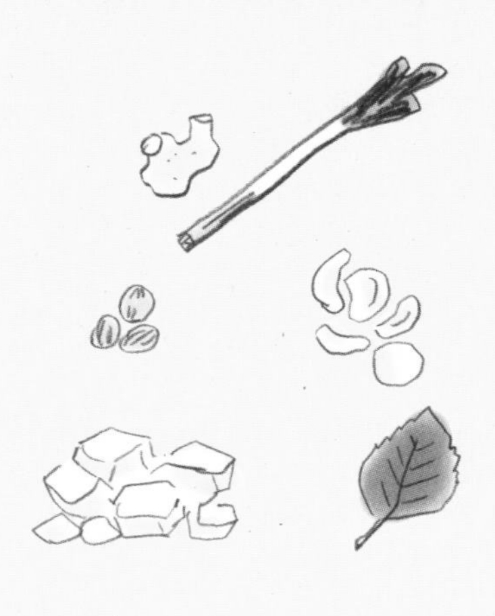

生姜、大葱、丁香、茴香、葛根粉、百合、薄荷叶等

注意 伴有咳嗽或咽喉不适时，可以将紫苏、银杏和百合一起煮汤食用。

患有鼻炎或花粉症的人不宜吃的食物

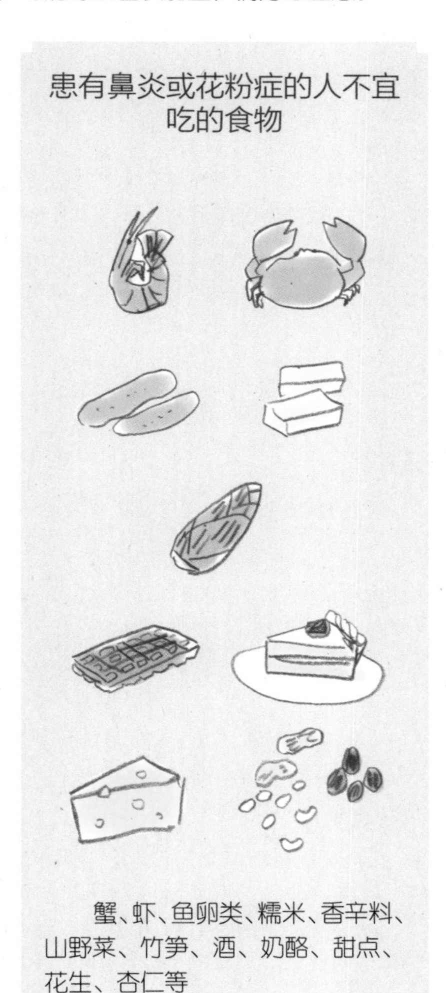

蟹、虾、鱼卵类、糯米、香辛料、山野菜、竹笋、酒、奶酪、甜点、花生、杏仁等

食物也是良药

把葱花和姜泥一起煮汤，加上少量味噌后饮用，有缓解流涕的作用。将 5 克葛根与 3 克肉桂煮汤代茶饮，对早期鼻炎有效。另外，将新鲜的蜂斗菜或鱼腥草叶搓揉后捏成小团，交替塞住左右鼻孔，各保持 20~30 分钟（以能耐受为度），有通畅鼻腔、抑制炎症的作用。

改善鼻炎简单食谱

* 大葱姜汤

大葱及生姜的组合能发挥很好的发汗效果，适合风寒感冒初期，怕冷、头痛、鼻塞者。

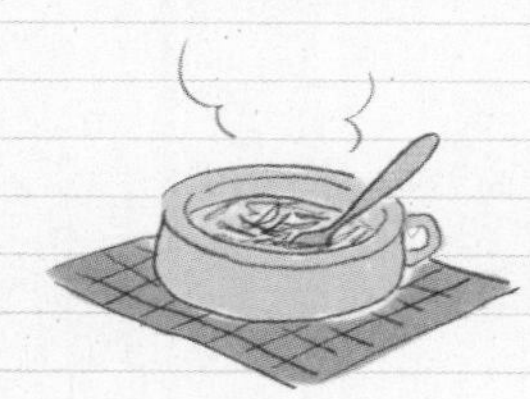

材料（2 人份）

葱白	6cm
生姜	2g
高汤	400mL
盐、酱油	各少许

做法

1. 将葱白切丝，生姜切末。
2. 将步骤 1 的食材放进锅内，加入高汤煮 5 分钟左右，再加入盐、酱油调味。

* 梅酱拌蒜头

这道料理有助于强化呼吸系统功能，提升免疫力。

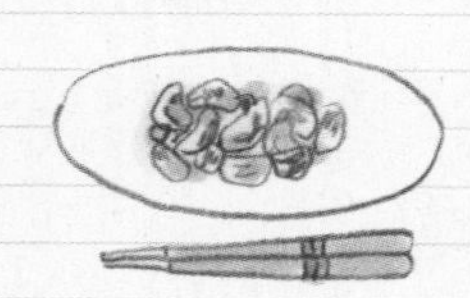

材料（2 人份）

蒜头	1 个
梅肉	2 大匙
柴鱼片	5g
味淋	1 小匙

做法

1. 将蒜头一瓣一瓣剥开去皮，用蒸笼蒸。
2. 将梅肉、柴鱼片、味淋拌匀。
3. 将步骤 1 的蒜瓣放入步骤 2 的食材中拌匀。

* 紫苏莲藕丸子汤

最适合过敏性鼻炎以及花粉症患者，有助于缓解鼻部炎症。

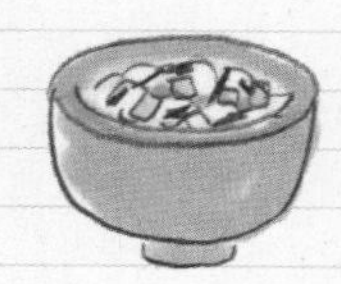

材料（2 人份）

紫苏叶	4 片
莲藕	50g
生姜	2g
高汤	400mL
面粉	3 大匙
油炸豆皮	适量
盐、酱油	各少许

做法

1. 面粉中加入磨成泥的莲藕，若太硬就慢慢加一点水，揉成耳垂般硬度的面团后，分成 6 等份，搓成汤圆状。
2. 将高汤倒进锅内煮沸，加入步骤 1 做好的面团。
3. 等到步骤 2 的面团煮熟、呈现透亮感后，加盐、酱油调味。
4. 将紫苏叶切丝后放进步骤 3 的锅内，再加入切成 1cm 长的油炸豆皮和磨成泥的生姜，再次煮沸后关火 。

穴位自疗与小提示

鼻炎症状明显时，可以对上星穴进行按压；若因花粉症导致咳嗽或咽喉不适，要对身柱穴进行按压；面部或眼睛发痒，可以按压合谷穴；发低烧时，灸疗上述穴位可起到退烧效果；鼻塞时，按摩鼻子两侧也有效。

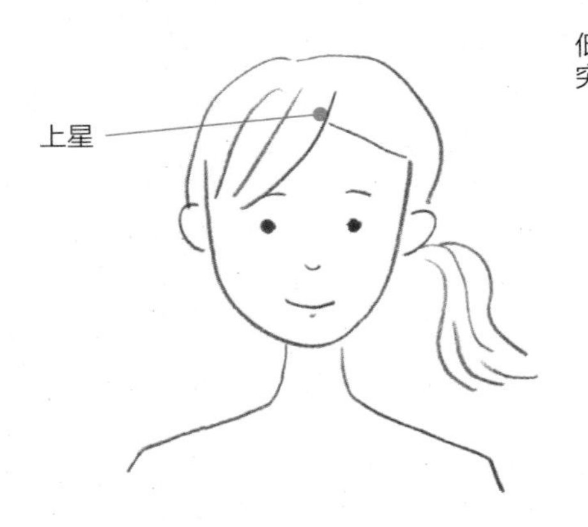

上星

从额头发际中央往上移 1 拇指宽处。

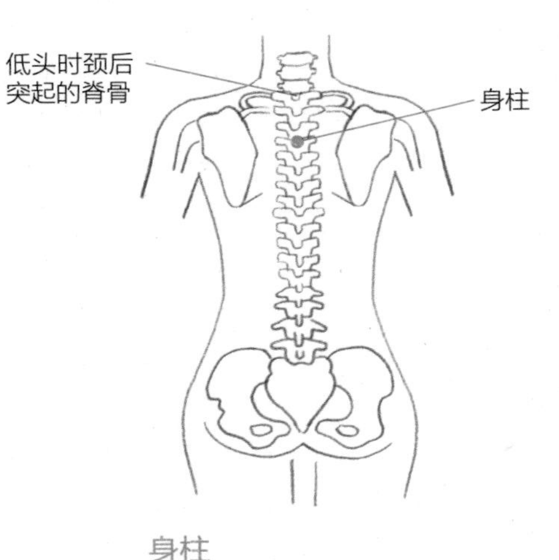

身柱

从大椎穴（低头时颈后突起的脊骨下缘凹陷处）往下数第 3 个脊骨，其下缘凹陷处。

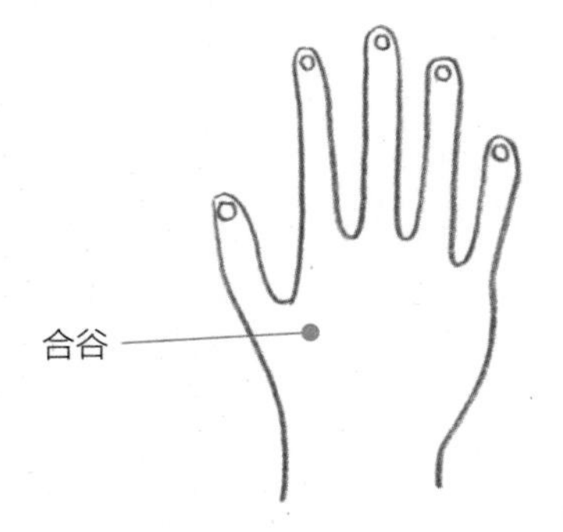

合谷

手背虎口处。将一只手拇指的指关节横纹压在对侧手的虎口指蹼缘上，弯曲拇指，拇指尖下即是该穴。

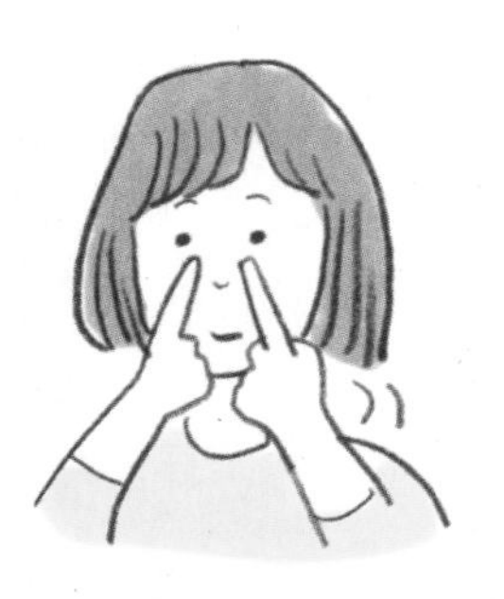

迅速摩擦鼻子两侧，可以让鼻腔内的黏膜发热，有效改善鼻塞。

改善特应性皮炎

皮肤的炎症与体内新陈代谢失调有关。中医认为，“病应见于大表”，体内“气血水”运行失调是皮肤疾病发生的重要原因。

特应性皮炎一般认为与体内瘀血、水毒积滞有关。另外，特应性皮炎患者多为过敏体质，因此改善体质，调整身体内部状态，是有效防止病情加重和疾病复发的重要措施。

患特应性皮炎的人逐年增多，主要是受饮食生活欧美化的影响。其中，摄入过多动物性脂肪、糖类造成的影响尤为严重。因此对于患有特应性皮炎的人来说，不能单纯依赖药物，要重新审视自己的饮食生活，这一点非常重要，应养成以蔬菜为主的饮食习惯。另外，精神压力也会带来负面的影响，因此要注意放松身心，缓解压力。

总之，通过改善饮食，调整身心状态，服用适合自身体质的中药，有助于改善体质，治愈疾病。

有效改善特应性皮炎的中药

中医认为血瘀是造成特应性皮炎的重要原因之一，因此有人认为只要服用能活血化瘀的桂枝茯苓丸或桃核承气汤就能改善病情。不过，一开始就服用这些药会带来过度的刺激，有时反而会导致病情恶化，因此要特别留意。

此外，常用于治疗皮肤病的十味败毒散和消风散也一样，最好不要贸然使用。一开始宜先用中药清除体内郁热，再解决皮肤的炎症。

一般来说，医生会让患者服用白虎汤或白虎加人参汤。接下来则会根据皮肤的状态开具相应的处方。

○患部潮湿发热，渗出液体→服用越婢加术汤，减轻炎症，抑制液体渗出。

○患部非常潮湿→服用防己黄芪汤。

○患部泛红、灼热→服用黄连解毒汤或温清饮。

改善特应性皮炎的饮食方法

特应性皮炎患者在日常生活中应注意调整饮食，少吃或不吃容易引起过敏的发物，保持大便通畅，消化功能正常。同时，应及时去医院的变态反应科进行过敏原检查，明确之后，在生活中要注意避开过敏原。

适合吃的食物

糙米、白菜、莲藕、胡萝卜、白萝卜、茄子、油菜、葱类、海带芽等

注意 如果其中有以往引起过敏的食物，请不要吃。

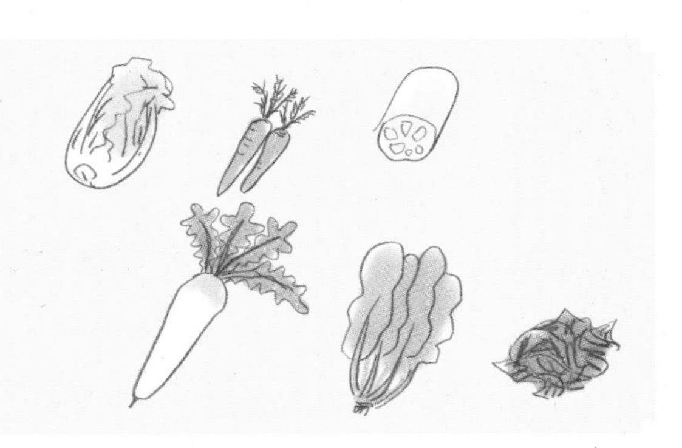

不适合吃的食物

青背鱼类、贝类、虾、蟹、鱼卵、山野菜、竹笋、花生、大豆、坚果类、干酪等乳制品、甜食、咖啡、香辛料等

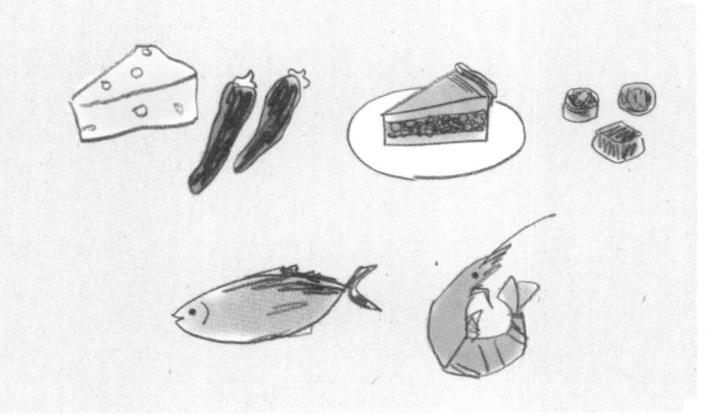

生活中还要注意些什么

下面列出几点特应性皮炎患者需要注意的事情，以避免刺激皮肤的事情发生。

首先，不要穿戴那些能刺激皮肤的衣物或饰物。贴身衣物等要穿纯棉的，尽量不要戴耳环、项链等饰物，尤其要注意不能戴金属制的饰物。其次，要避免阳光直射、凉风直吹，泡澡时也要用温水。温度激变会刺激皮肤，导致发痒。

另外，皮肤瘙痒的话不能挠，挠了症状会加重。可以把纱布浸湿，拧干后贴在患部，以降低患部的温度。

可用藕节 30 克煮水代茶饮，若加入土茯苓 10 克，效果更好。

对抗难缠的膀胱炎

膀胱炎是女性容易罹患的疾病之一，症状除了排尿时疼痛、排尿后有残尿感之外，尿意频数也非常令人困扰。膀胱炎常反复发作，特别是在身体疲劳、受凉、抵抗力下降、长时间憋尿的情况下容易发生。

中医学将膀胱炎、尿道炎等泌尿系感染统称为“淋证”。其中伴有血尿者，称为“血淋”；精神方面一受到压力便产生尿意或小便不易排出者，称为“气淋”。在具体治疗上，常结合西医对膀胱炎的认识，从以下两个方面来应对。

a 细菌性膀胱炎　又分为急性和慢性，均需抑制膀胱炎症，促进水分代谢，使排尿顺畅。

b 下半身受寒　对于寒性体质，特别是下半身受凉就容易引起膀胱炎发作的情况，就要服用有暖体作用的中药。

自我检查

a 类型→常因感冒、疲劳、压力等导致身体抵抗力变弱，引起膀胱炎发作；b 类型→膀胱炎反复发作，抚摸下腹部感觉冰凉。

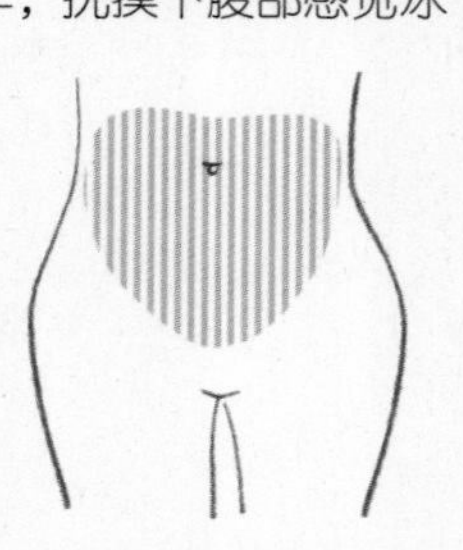

有效改善膀胱炎的中药

a类型　应服用能改善膀胱及尿道炎症、促进排尿的中药。若伴有妇科问题，可以服用五淋散、龙胆泻肝汤；伴有血尿、排尿疼痛时，可以服用猪苓汤；伴有口干舌燥时，可以服用五苓散。

b类型　身体受寒、尿意频繁时，可以服用苓姜术甘汤；高龄且半夜常跑厕所的人，可以服用肾气丸。

改善膀胱炎的饮食方法

患有急性膀胱炎的人要摄取能促进排尿、抑制炎症的食物。若是慢性膀胱炎或身体一受寒就会复发的 b 类型，就要注意避免摄取容易造成排尿困难的食物，慎喝冷饮，不要生吃易让身体受寒的食物（参见第 53 页）。

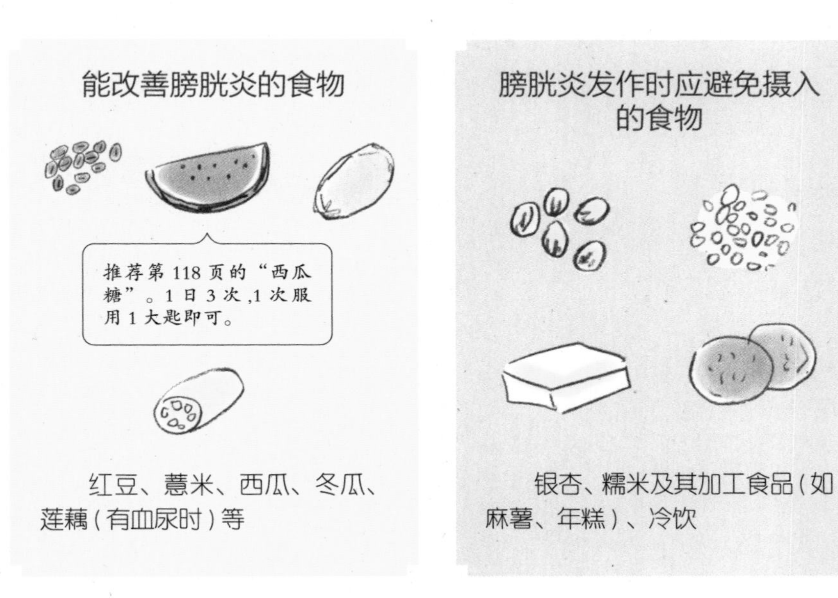

能喝红豆汤吗？

红豆具有良好的利尿作用，也有抑制炎症的作用，因此在膀胱炎导致排尿障碍时，应该积极摄取。但是不能做成加了砂糖及糯米的红豆粥或煮成甜的红豆泥。正确的食用方法：将红豆洗净，用水泡一个晚上后煮开，只喝上层清澈的部分。

改善膀胱炎简单食谱

* 冬瓜韭菜姜汤

能排出体内多余水分的暖体汤品，十分适合 b 类型的人。

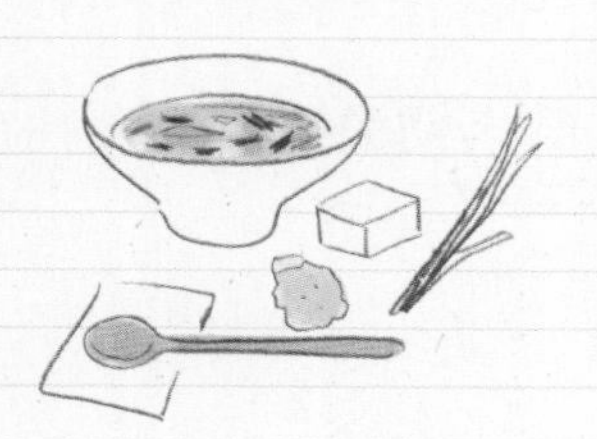

材料（2 人份）

冬瓜	100g
韭菜	2 根
生姜	2g
豆腐	适量
鸡骨高汤	400mL
盐	少许

做法

1. 薄薄地去除冬瓜外皮，将冬瓜切成 3cm 见方的块，与切碎的生姜一起放入锅中，再倒入鸡骨高汤，开火。
2. 冬瓜煮软后，将豆腐切成 2cm 见方的块，放入锅中。
3. 将韭菜切成 2cm 长的段，放入正在煮的汤中，煮沸后持续约 3 分钟，关火，再加盐淡淡调味。

* 西瓜西红柿汁

西瓜与西红柿组合而成的果汁，具有清热利尿的作用。推荐给 a 类型的人饮用。有血尿时，就在果汁中加入莲藕汁（约 100mL）。

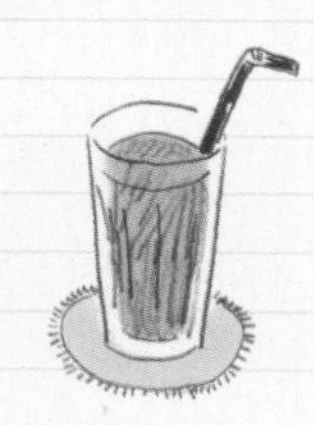

材料（2 人份）

西瓜果肉	150g
西红柿	1/4 颗
苹果	1/4 个

做法

1. 将所有食材，切成小块。
2. 将步骤 1 处理好的食材放进搅拌机中打成果汁。

* 红豆肉桂热饮

将利尿祛湿的红豆做成饮料，再撒上具有暖体发汗作用的肉桂。

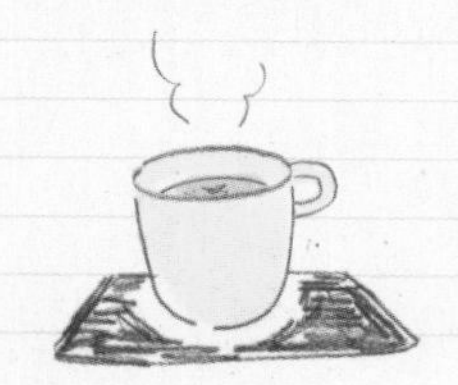

材料（2 人份）

红豆	30g
蜂蜜	1 大匙
肉桂粉	少许

做法

1. 将 400mL 水倒进锅内，加入红豆烹煮。
2. 水煮到剩原来量的 1/2 时，用滤网过滤汤汁。
3. 在汤汁中加入蜂蜜，搅匀，趁热撒上肉桂粉。

穴位自疗与小提示

建议对以下穴位进行灸疗：小肠俞、膀胱俞、中极。

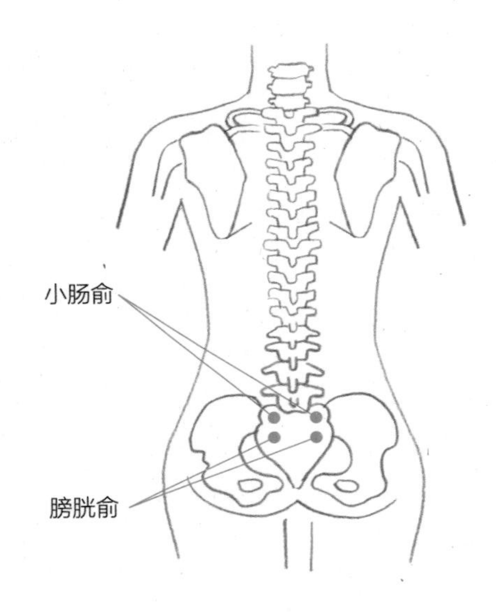

小肠俞

骨盆中央倒三角形骨头最上方凹槽的两侧。可与第 46 页内容互参。

膀胱俞

小肠俞穴往下第一个凹槽两侧。可与第 46 页内容互参。

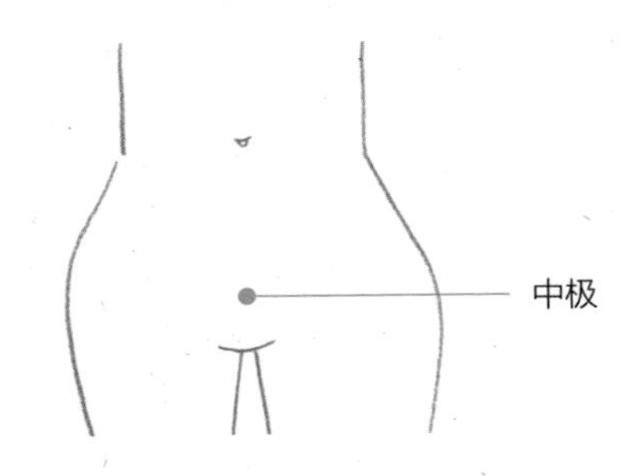

中极

从肚脐往下 5 横指宽处。

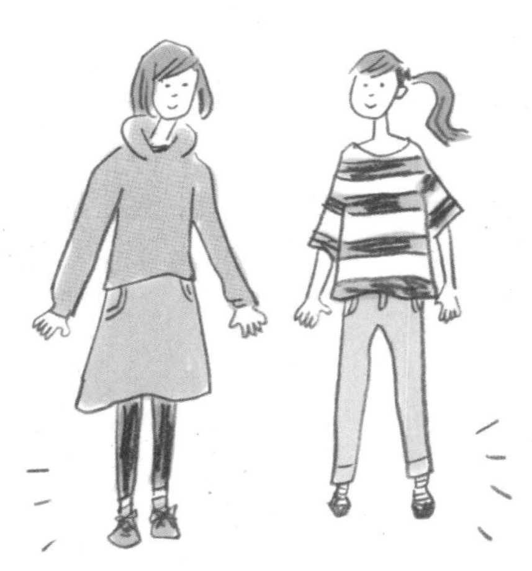

就算特别注意膀胱区域的腰腹部的保暖，但如果下半身血液循环不良，就仍然会容易受寒。应尽量避免打赤脚，衣着注意保暖，不让下半身受寒。

根除易头晕的毛病

头晕的致病原因多种多样，如高血压病、脑血管或内耳部疾病，以及颈肩部疾病等。

如果出现了不明原因的头晕，首先应去医院进行检查。对于非特定疾病引起的头晕，中医疗法会起到很好的效果。

中医通常从“气”“血”“水”三个方面进行考虑。

a “气”循环不良　多由于精神压力增大，导致气逆上行，引起头晕。

b “血”循环不良　多见于患有高血压病、低血压病、贫血的人。此外，更年期综合征、月经不调等也会伴发头晕症状。

c “水”循环不良　多见于胃肠不好、肾脏机能减退的人，因其水分代谢不良，体内积存水分较多，故引起头晕、恶心、呕吐等。

自我检查

头晕者中，平常压力很大的人多为 a 类型；容易上火、满脸通红、有高血压或月经不调等症状的人多属于 b 类型；平常肠胃状况不好，时常恶心想吐的人多属于 c 类型 。

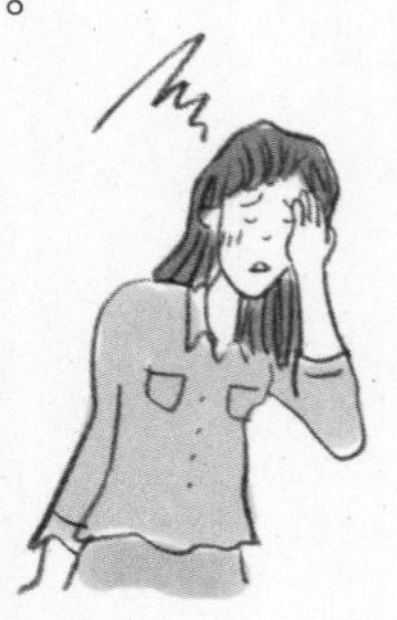

有效改善头晕的中药

a类型　头晕、焦躁，伴有便秘时，可以服用柴胡加龙骨牡蛎汤；伴有精神紧张时，可以服用桂枝加龙骨牡蛎汤；伴感觉有异物堵住喉咙时，可以服用半夏厚朴汤；伴有心悸不安时，可以服用苓桂术甘汤。

b类型　患有高血压病的人可以服用钩藤散或天麻钩藤饮；伴有月经不调时，可以服用桂枝茯苓丸。

c类型　头晕，恶心想吐时，可以服用小半夏加茯苓汤；身体发冷，夜间老跑厕所的人，经常发生头晕时，可以服用真武汤。

改善头晕的饮食方法

对于所有类型的头晕，舒缓肩颈部的肌肉都是有必要的。肉桂、葛根粉、生姜、大葱等都是适合摄取的食物，然后再按照各类型选择适宜的食物，缓解头晕的症状。

适合所有类型的食物

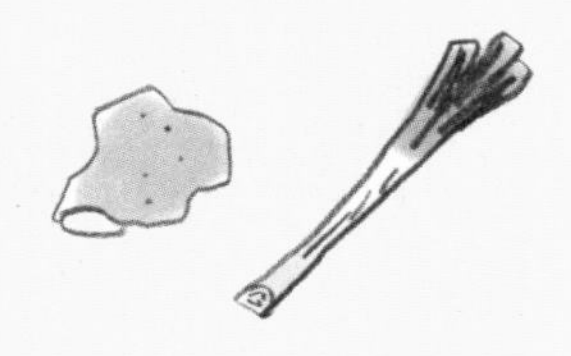

肉桂、葛根粉、生姜、大葱等

有益 a 类型的食物

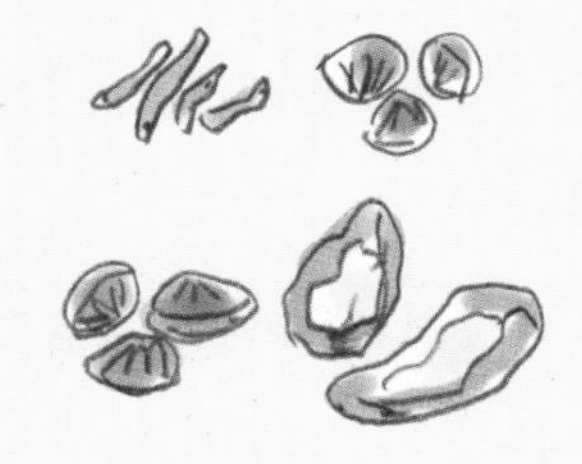

小银鱼、蚬贝、花蛤、牡蛎（有助缓解精神紧张）等

有益 b 类型的食物

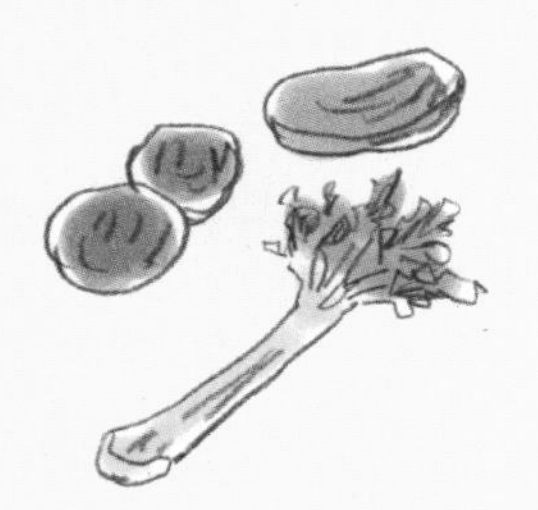

黑枣干、动物肝脏（适合贫血、低血压）；芹菜、西红柿、荠菜（适合高血压）；红花、木耳、益母草（适合月经不调、更年期综合征）等

有益 c 类型的食物

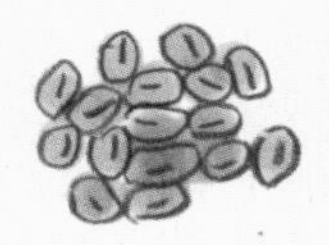

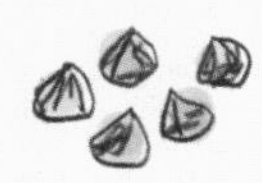

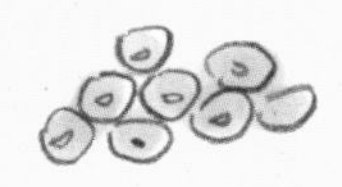

红豆、薏米、绿豆等
（有助改善水分代谢）

改善头晕
简单食谱

* 白萝卜芹菜泥拌花蛤

这道料理有助于调理气机，降低血压。

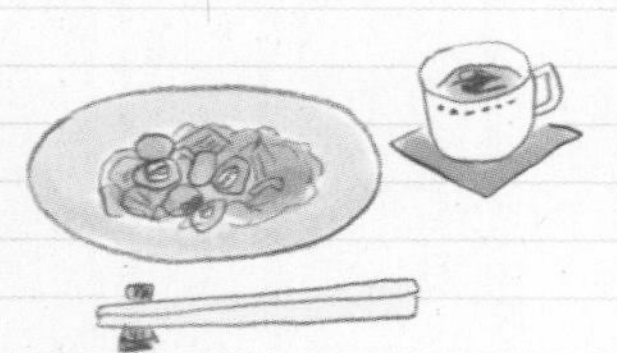

材料（2人份）

花蛤	250g
白萝卜	100g
芹菜	1根
盐	1/2小匙

做法

1. 将花蛤放进锅内，倒入与花蛤等高的水后开火。等到花蛤开口后关火，从壳中取出花蛤肉，汤汁备用。
2. 将白萝卜、芹菜磨成泥，与步骤1的花蛤肉合在一起，加盐拌匀。
3. 将步骤1的汤汁和步骤2的食材盛进容器内，即可品尝。

* 紫苏菊花茶

此茶有助于舒缓压力，促进气的循环。特别推荐给a类型的人。

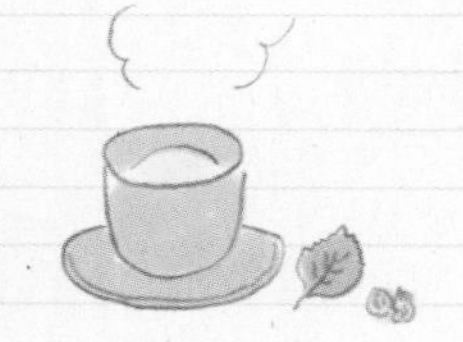

材料（2人份）

紫苏叶	4片
菊花	3g

做法

1. 将菊花和400mL水放进茶壶内，开火煮沸后立即关火。
2. 将紫苏叶放入茶壶内，闷3分钟后就可以喝了。

* 法式绿豆浓汤

能清除体内郁热，排出多余的水分，适合c类型的人。

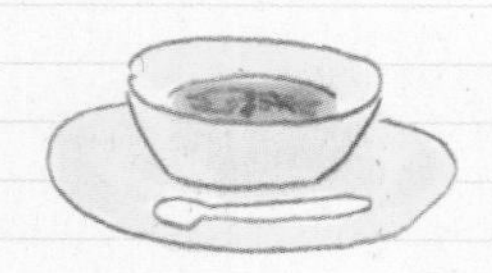

材料（2人份）

绿豆	50g
马铃薯	220g
鸡骨高汤	300mL
牛奶	180mL

做法

1. 用100mL水将绿豆泡一个晚上，直接倒进锅内，用中火煮沸后，将绿豆用滤网滤出，将锅洗净备用。
2. 将马铃薯削皮，与鸡骨高汤一起放进锅内，开火煮滚后转中火，煮到马铃薯变软。放凉后取出马铃薯，剩下的汤备用。
3. 在步骤1的空锅内，加入300mL水，开火煮沸后加入步骤1的绿豆，转中火，再至小火，煮至绿豆变软后关火，放凉。
4. 将步骤3的绿豆、步骤2的马铃薯、牛奶，放进搅拌机中搅拌，同时，添加步骤2的汤稀释，调整味道及浓度。

穴位自疗与小提示

先通过按摩来放松肩颈部的肌肉，然后对涌泉、天柱、肩井等穴位进行指压或灸疗。

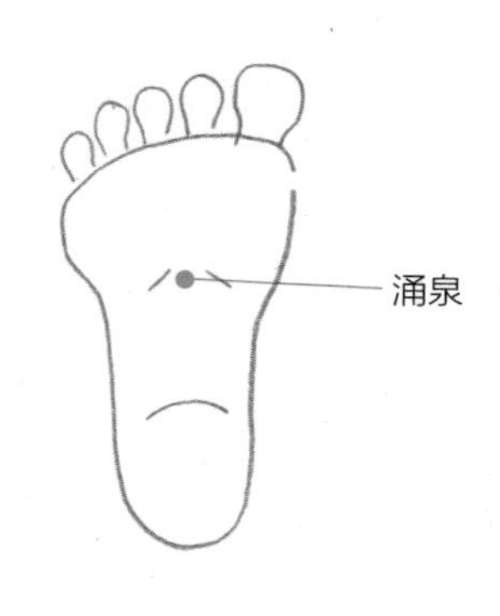

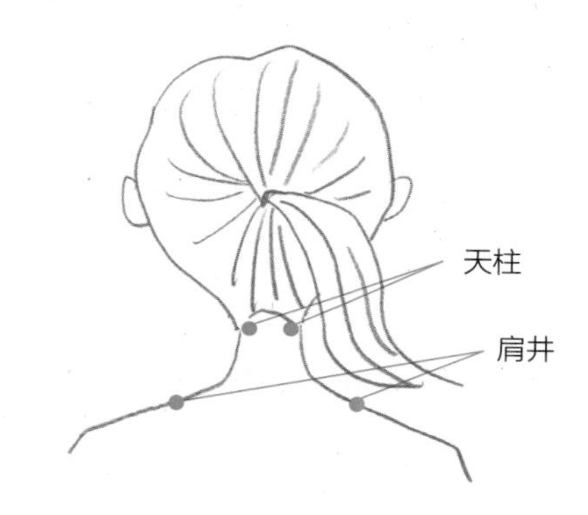

涌泉

足 5 趾屈曲时，足底掌心前部凹陷处。

天柱

后发际中央向左右各移 1 拇指宽，在较粗肌肉的外侧凹陷处。

肩井

从后颈根部往左右各移 3 横指宽处，约位于肩膀中央最隆起的部位，与乳头在一条垂直线上。

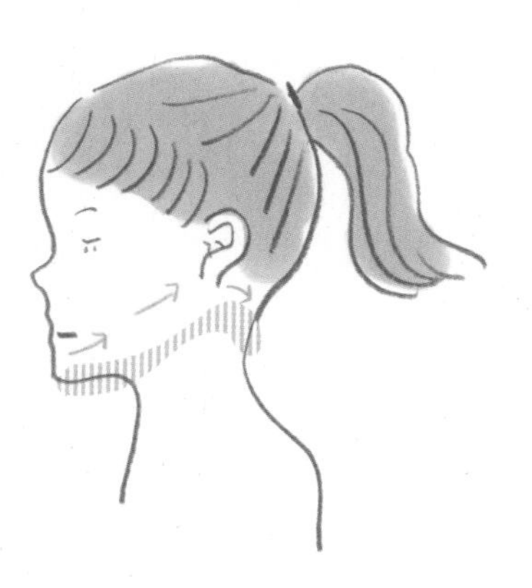

用指腹沿着下颌下方→耳朵下方→枕骨下方的顺序按摩，可缓解颈部的酸痛，有助于减轻颈椎病引起的头晕。

改善胃肠不适

胃痛、消化不良、腹泻等胃肠不适，除了因酒精中毒、细菌或病毒感染、食物中毒等引起的急性胃肠炎导致外，最常见的原因为胃肠虚弱、受寒、暴饮暴食、精神压力等。

a 胃肠虚弱 此类型的人一疲劳就没有食欲，出现消化不良、没有精神的状态。

b 胃肠受寒 如果摄入过多凉的食物，或在冷的地方如空调房待得太久，会让胃肠受寒，出现胃痛、消化不良，有时还伴有腹泻。

c 暴饮暴食 暴饮暴食导致食物不能得到充分消化，并伴有恶心、打嗝、腹胀、便秘等。

d 胃肠胀气 摄入过多含有纤维素的食物或乳制品、豆制品等，导致胃肠胀气，出现腹胀、腹泻、消化不良等。

e 精神压力 相信很多人都有过考试前胃肠不适的经历吧。胃肠是极易受精神因素影响的器官。精神压力会阻滞气的运行，使人变得焦躁，引起消化不良，没有食欲。

☑ 自我检查

①如果鼻子区域长痘痘，说明吃了太多脂肪含量高或口味过重的食物；②嘴巴区域长痘痘，多见于胃肠虚弱。

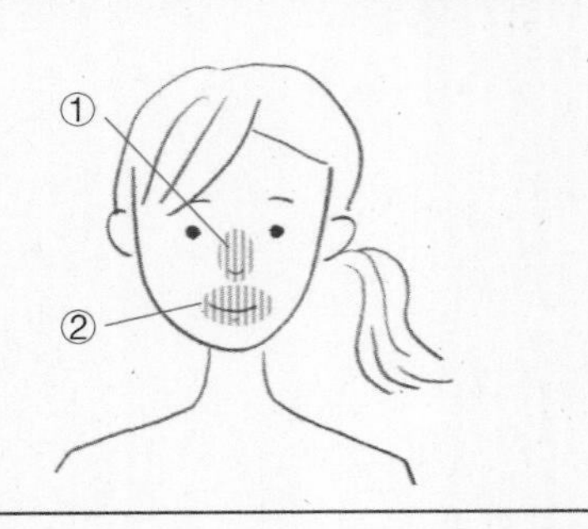

改善胃肠不适的中药

a类型 疲劳感强烈、食欲不振时，可以服用补中益气汤。补中益气汤还能有效改善胃下垂。平素胃肠虚弱的人，可以服用六君子汤。

b类型 最好能服用可以温暖胃肠、提升消化功能的人参汤。

c类型 恶心想吐、胃痛，或腹胀、便秘时，可以服用半夏泻心汤。

d类型 可以服用平胃散。

e类型 可以服用安中散。

改善胃肠不适的饮食方法

不吃对胃肠不好的食物，这是最基本的要求。大家通常认为纤维素很多的蔬菜及乳制品对胃肠有益，不过容易胀气的人还是少吃为妙。

有助胃肠作用的食物

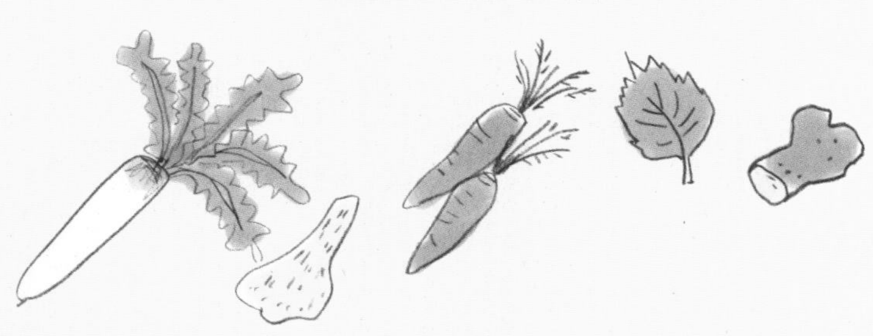

白萝卜（b类型的人请加热食用）、山药、胡萝卜、卷心菜、马铃薯、紫苏（a、b类型的人少食）、生姜、梅干等

a类型　避免吃不利于消化的食物，要摄取能强健胃肠的山药、无花果、胡萝卜等。

b类型　以a类型适合摄取的食物为基础，再加上具有暖身效果的生姜、韭菜。

c类型　少吃一两餐，或摄取有益消化的食物。禁止摄取酒精类饮品，少吃辛香类料理。脂质含量高的坚果类、油炸食品等也不要吃。

d类型　少吃增进体内气体产生的乳制品以及纤维素含量较多的食物。建议摄取油菜、白菜、青椒、罗勒。

e类型　多摄取能缓解压力的紫苏吧。

妨碍消化的食物

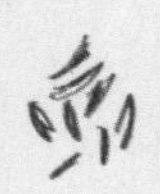

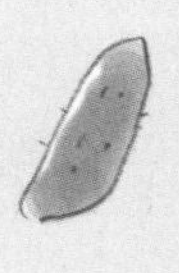

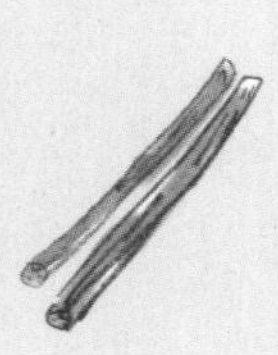

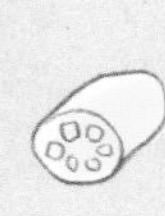

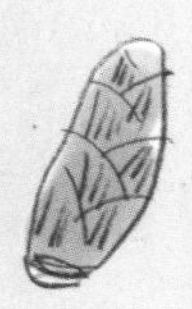

杂粮、地瓜、牛蒡、莲藕、竹笋等

改善胃肠功能简单食谱

* 汤煮卷心菜卷

以能强健胃肠的卷心菜为主角的菜卷，特别适合 a 类型的人。

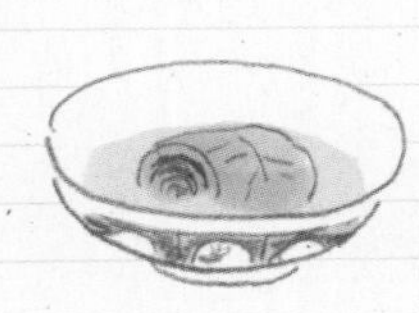

材料（2 人份）

卷心菜叶		3 片
鸡绞肉		180g
太白粉		适量
韭菜或蒜苗		少许
芥末酱		少许
A	法式清汤	360mL
	淡味酱油	1 大匙
	味淋	2 大匙

做法

1. 将卷心菜叶用热水氽烫后，放在滤网上冷却。为了下一步卷起来方便，可先用刀削掉卷心菜硬凸的叶脉。
2. 在卷竹帘上摊开一片步骤 1 的卷心菜，撒上太白粉，均匀抹上鸡绞肉 60g，再撒上太白粉，放上另一片卷心菜叶，重复以上步骤，摆上 3 层卷心菜后，卷起竹帘将食材卷紧，用烫软的韭菜或蒜苗将菜卷绑住，切成 4 段。
3. 调好 A 后，将其倒入锅内煮开，再放入步骤 2 的菜卷继续煮。
4. 将煮好的菜卷盛入盘中，挤上芥末酱。

* 爽口芜菁荞麦面

利用能温暖肠胃、帮助消化的芜菁和生姜来缓解胃胀不适。

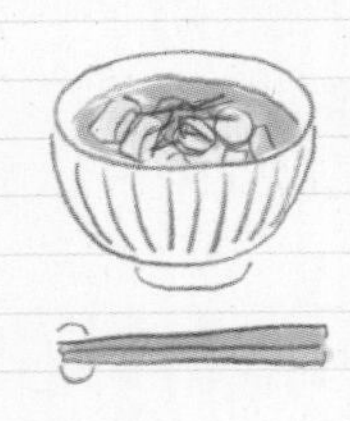

材料（2 人份）

芜菁	2 颗
胡萝卜	2cm
鸡腿肉	40g
鸭儿芹	1/8 把
生姜	2g
豆腐皮	1 片
荞麦面条	2 团
酱油、盐	各少许

做法

1. 将芜菁带皮切成 2mm 厚的薄片；胡萝卜削皮、切成短条状；鸡腿肉切成 6 等份；鸭儿芹切成 2cm 长段；生姜切丝；豆腐皮烤一下，切成短条状。
2. 将 400mL 水和步骤 1 的食材（不含鸭儿芹、豆腐皮）放进锅内煮。
3. 步骤 2 的食材煮熟后，加入荞麦面条，等到面条煮熟后再将豆腐皮加进去，用酱油、盐调味。
4. 最后在锅中加入鸭儿芹。

* 清脆马铃薯拌柿子

马铃薯可缓解胃痛，柿子能涩肠止泻，两者搭配可有效改善肠胃炎症。

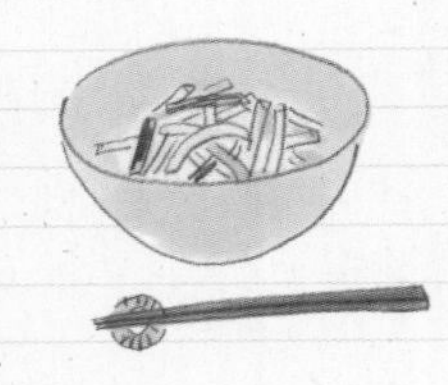

材料（2 人份）

马铃薯	1 颗
柿子（没有种子的硬柿）	1 颗
苹果醋	1 大匙
高汤	1 大匙

做法

1. 将马铃薯和柿子去皮，切成一口大小的块状。
2. 将马铃薯放进滤网内，淋上煮沸的水。
3. 在碗中拌匀苹果醋和高汤，再加入处理好的马铃薯和柿子，轻轻搅拌。

穴位自疗与小提示

如果要改善胃肠功能，可以按压脾俞、胃俞和中脘穴。治疗胃痛，按压足三里穴很有效（但胃酸过多时不宜按压）。与按压相比，对穴位施灸起效更快。

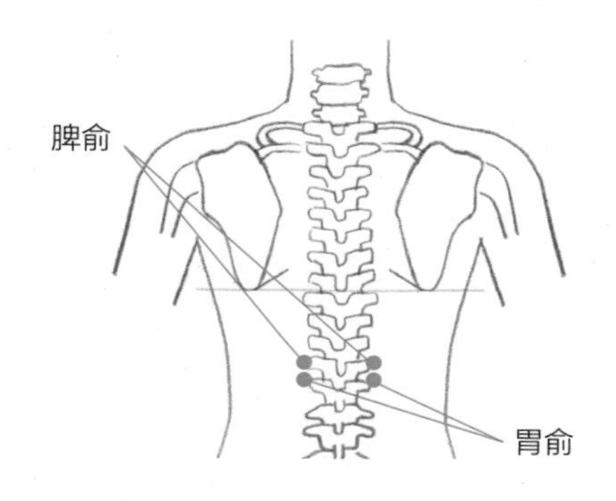

脾俞

从平行于两肩胛骨下缘的脊骨往下移4个脊骨，从该脊骨下缘向左右各移2横指宽处。

胃俞

从平行于两肩胛骨下缘的脊骨往下移5个脊骨，从该脊骨下缘向左右各移2横指宽处。

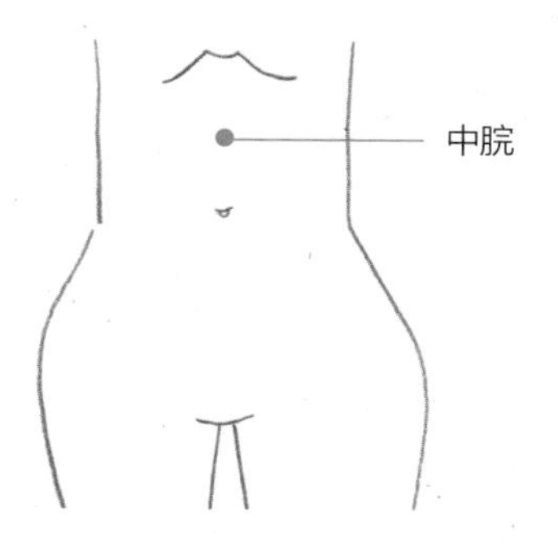

中脘

位于胸骨下端与肚脐连线的中点处。

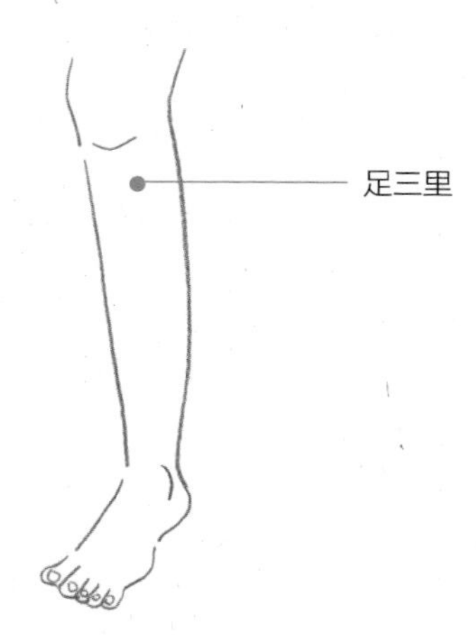

足三里

从外膝眼往下4横指宽处。

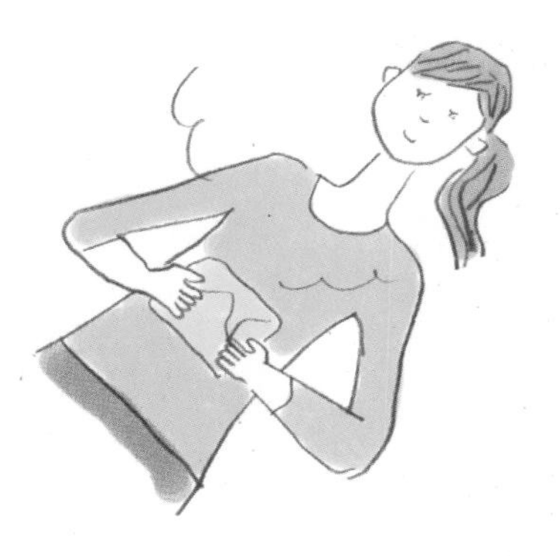

对于b类型的胃肠不适，可以将保暖贴贴于肚脐部位进行治疗。注意保暖贴不要直接接触皮肤，以免引起皮肤过敏和皮肤损伤。

调理慢性腹泻

导致慢性腹泻的常见原因有：胃肠虚弱、水分代谢不良、精神压力、摄取太多油腻食物、胃肠型感冒等。因此在治疗上就要针对这些原因做相应的处理。

a 胃肠虚弱　胃肠虚弱的人如果食用过多生冷食物或腹部受凉后，就容易出现腹痛、腹泻。

b 水分代谢不良　如果在没有明显受凉的情况下，时常排出水样便，这通常是肠道水分代谢不良造成的。

c 精神压力　精神紧张或压力过大，也容易导致腹泻，肠易激综合征的发病也与此有关。

d 摄取太多油腻食物　吃太多油腻食物会影响脾胃功能，导致湿热蕴结，出现腹泻，常伴有肛门区域微热或灼热感。

e 胃肠型感冒　常见症状为腹泻、腹痛、恶心、呕吐、头昏，并伴有低热、怕冷等。

☑ 自我检查

如果不存在 c 类型或 d 类型的情况，那么可以从以下几种情况来判断腹泻的原因：

a 类型→将手放在下腹部，感觉皮肤发凉。

b 类型→ 喉咙干燥，想喝水，或身体浮肿。

e 类型→ 急性腹泻、恶心或呕吐，伴有发热、怕冷等感冒症状。

有效改善腹泻的中药

a 类型　可以服用具有温阳健脾的附子理中丸。

b 类型　无明显诱因出现的水样便，可以服用改善水液代谢的五苓散。

c 类型　因经常感到焦虑、紧张或精神压力大而出现腹泻的人，可以服用甘草泻心汤。

d 类型　可以服用黄连解毒汤。

e 类型　可以服用藿香正气散。

改善腹泻的饮食方法

避免饮酒，乳制品和富含脂质、纤维素的食物也尽量少吃。梅干具有较强的抗菌和整肠作用。山药具有滋养身体、改善胃肠功能、促进消化和止泻的功效。大葱可温暖身体，缓解腹泻症状 。

有效改善腹泻的食材

芋头、山药、大葱、生姜、紫苏叶、梅干、龙眼、糯米等

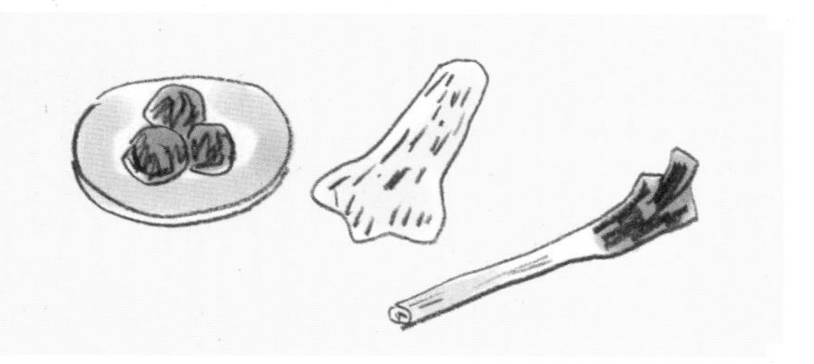

改善腹泻简单食谱

*** 梅干白萝卜乌冬面**

这道面有很好的健胃整肠作用。

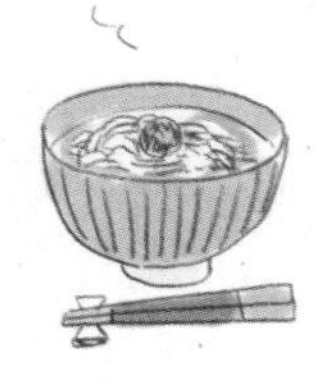

材料（2人份）

梅干	2颗
白萝卜	80g
生姜	2g
乌冬面	1扎
高汤	400mL
淡味酱油、味淋	各2大匙
葛根粉溶液	葛根粉 15g 水 3大匙

做法

1. 将白萝卜、生姜磨成泥，梅干去核。
2. 将高汤倒进锅内，煮乌冬面。
3. 待面将煮好时，加入淡味酱油、味淋调味，再加入步骤1的食材，煮沸后加入葛根粉溶液勾芡。

穴位自疗与小提示

腹泻时，可试着按压足三里、阴陵泉和地机穴。

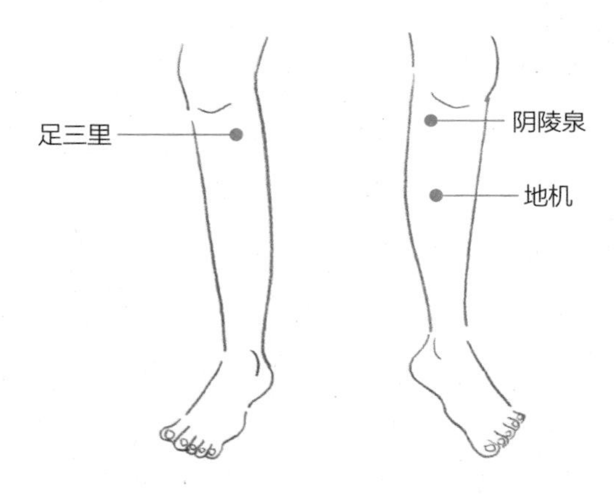

足三里

从外膝眼往下4横指宽处。

阴陵泉

从脚内踝沿着小腿骨内侧往上，在膝盖下方的骨突起下可触及凹陷，即为该穴。

地机

位于胫骨内缘，内踝尖与阴陵泉穴的连线上，阴陵泉穴往下约4横指宽处。

解决习惯性便秘

原则上，人每天都会排便。如果两三天才排便一次，而且排便不畅甚至困难，便后也没有爽快感，就属于便秘。女性因为生理结构的原因，更容易发生便秘的问题。长期服用泻药的话，容易造成依赖，形成慢性便秘。

便秘一般有如下几种类型。

a 肠道机能减弱　对于因肠道机能减弱导致的便秘，服用泻药效果较差，而且易导致腹痛。

b 顽固性便秘　表现为粪便坚硬不易排出，或粪便呈球状，服用泻药可以暂时改善，但逐渐会效果减弱。

c 宿便留滞　此便秘类型常伴有腹胀，粪便黑臭，皮肤粗糙、暗沉等。

d 便秘与腹泻交替发生　这种情况常伴有残便感，属于肠道机能严重失调，建议去医院做相关的检查。

☑ 自我检查

通过关注自己的排便状态，来判断自己属于哪种类型吧。

有效改善便秘的中药

a类型　可服用具有改善肠蠕动作用的小建中汤。

b类型　粪便坚硬不易排出的人，可以服用大黄甘草汤，可根据便秘情况调整剂量。粪便呈球状的人，建议服用偏重润肠作用的麻子仁丸。

c类型　可以服用三黄泻心汤，特别是粪便发黑，臭味强烈时。

d类型　便秘、腹泻交替发生，或伴有残便感时，可以服用半夏泻心汤。

改善便秘的饮食方法

纤维素含量高的蔬果、富含双歧杆菌的食物有助于改善便秘，但是这些食物摄入过多的话，容易导致肠内积气。因此容易腹胀的人尤其要注意适量摄入。

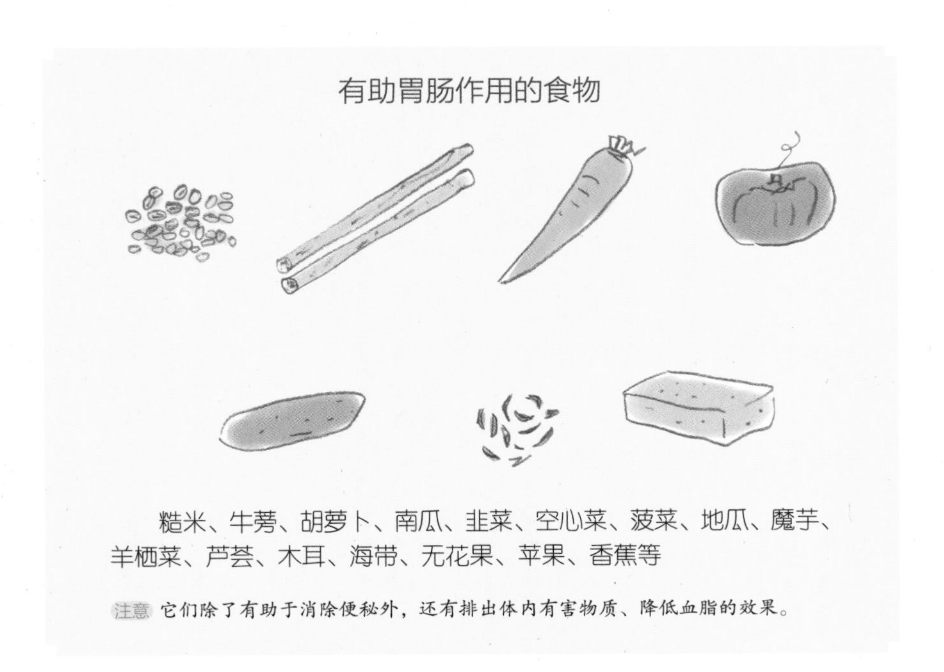

糙米、牛蒡、胡萝卜、南瓜、韭菜、空心菜、菠菜、地瓜、魔芋、羊栖菜、芦荟、木耳、海带、无花果、苹果、香蕉等

注意 它们除了有助于消除便秘外，还有排出体内有害物质、降低血脂的效果。

防治便秘的健康习惯

习惯① 芦荟汁或花草茶有通便作用。早上一起床就喝一杯凉开水也有助于排便。

习惯② 就算排便不畅，也不要减少进食，但是要尽量少吃甜食。

习惯③ 为了促进肠蠕动，每天要做适度的运动。不爱运动的人就尽量多走路吧。

习惯④ 早上时间紧张，无暇排便，或是太过忙碌而错失上厕所的时机，等等，如此“忍便”重复发生，就会导致肠动力失调，进而造成顽固性便秘。因此要改掉“忍便”的习惯。

改善便秘
简单食谱

* 芝麻醋拌牛蒡

特别推荐给 b 类型的人。如果感觉腹中胀气或腹部有下坠感时，则不适合吃。

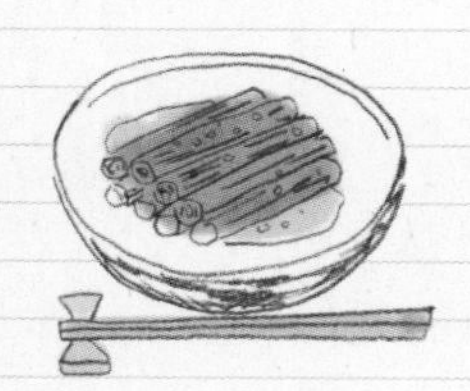

材料（2 人份）

牛蒡		1/2 根
洗米水		适量
A	醋	1 大匙
	芝麻酱	1 大匙
	酱油	1/2 大匙
	砂糖	1/2 大匙

做法

1. 用棕刷将牛蒡彻底清理干净，再用菜刀背将牛蒡拍打至表面出现裂纹。
2. 将步骤 1 的牛蒡切成 4cm 长段，用洗米水煮 7 分钟左右后，将水沥干。
3. 将步骤 2 的牛蒡盛进容器内，淋上调配好的 A。

* 麻油鸡肝炒菠菜

滋润肠道，促进肠蠕动，推荐给粪便呈球状的人。

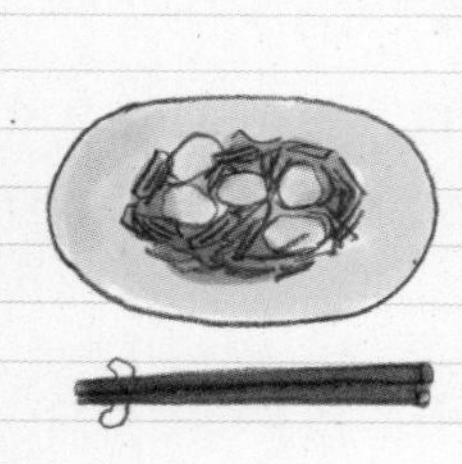

材料（2 人份）

菠菜		1/2 把
鸡肝		60g
蒜头		1 瓣
生姜		2g
A	酱油	1 小匙
	味淋、酒	各 1 大匙
	麻油	3 小匙

做法

1. 将鸡肝切成容易入口的大小，沥干水分后淋上热水，再拭去水分；蒜头、生姜切碎；菠菜切成 3cm 长段。
2. 将平底锅加热，倒入麻油，油热后加入步骤 1 的姜蒜，爆香后加入鸡肝继续炒。
3. 鸡肝炒至 8 分熟后，加入步骤 1 的菠菜拌炒。在菠菜变软前加入 A 调味，煮滚后关火。

* 油菜汤

能促进肠道运动，有助排便。

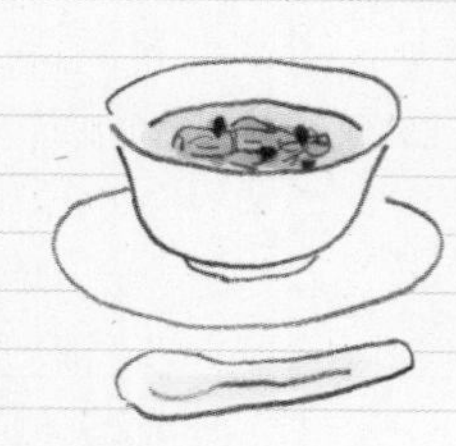

材料（2 人份）

油菜	1 把
鸡骨高汤	400mL
青椒	少许
盐	少许
枣干（没有也无妨）	4 颗

做法

1. 将油菜切成约 3cm 长段。
2. 将鸡骨高汤、青椒、枣干（有的话）加入锅内。
3. 锅中食材煮 5 分钟后加盐调味，再加入步骤 1 的油菜，煮滚后关火。

穴位自疗与小提示

便秘时，建议刺激能改善肠蠕动的大横穴。有时候心理压力也会导致肠功能变差，对此可以刺激能调整自主神经的百会穴、缓解紧张的神门穴，为了把气往下疏导，请务必按百会→神门→大横的顺序进行治疗。灸疗的话效果更好。

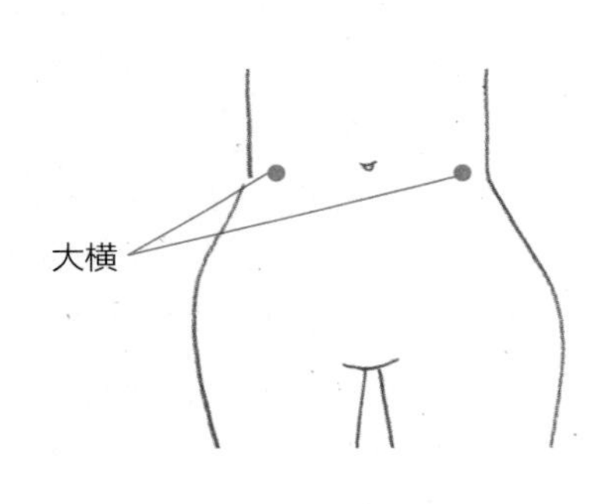

大横
从肚脐向左右各旁移 5 指宽处。

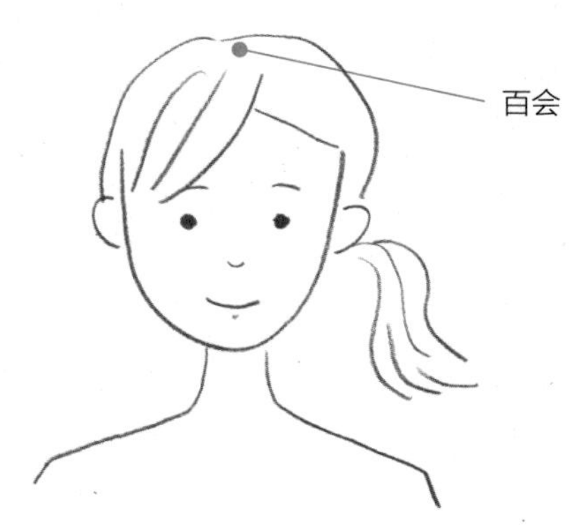

百会
头部正中线与两耳尖连线的交点处。

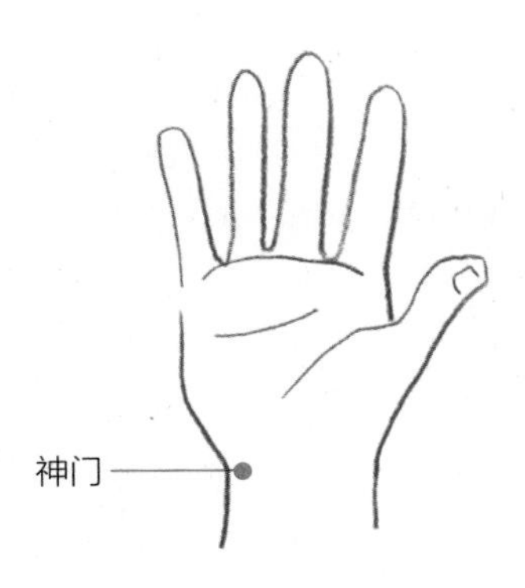

神门
腕关节掌侧横纹小指端，可触及凹陷。

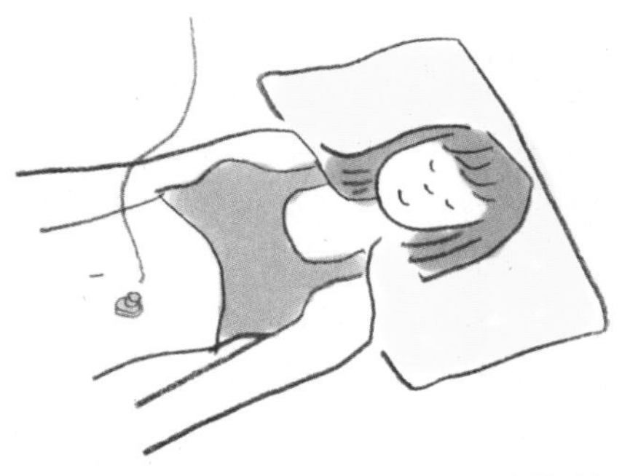

一旦灸疗产生效果，肠功能就会得到改善，肠蠕动增强。

月经失调不用慌

女性很容易受到环境及压力的影响，有时还会发生月经周期紊乱、痛经等不适。如果只是一两个月出现痛经或月经失调的状况就不必慌张。如果月经问题长期存在，则有可能罹患下列疾病：

〇月经周期紊乱→激素分泌异常或排卵障碍。

〇经期延长、经血量多→子宫肌瘤或子宫内膜异位症。

〇经期短且经血量少→无排卵、子宫发育不全。

〇经前烦躁→经前症候群。

中医认为这类妇科问题的成因主要有下列两种类型。

a 血瘀　体内有瘀血时，子宫周围的血循环会变差，经血排泄不顺，导致痛经、月经带有血块、经期延长等，常伴有经前烦躁、乳房胀痛等。

b 血虚　血不足时，会造成子宫发育不全，经血量变少、颜色变淡，月经延迟，甚至闭经，常伴有经期前后贫血、头晕、腰痛、倦怠等，并影响受孕。

此外，压力增大时，也会引起月经紊乱、经前症候群等妇科问题。

自我检查

请确认类型：

a 类型的特征

□经血中带有血块　□严重痛经　□经前烦躁、乳房胀痛　□头面发热，手脚发凉　□皮肤容易出现淤青，长痘　□经常肩膀酸痛或头痛

b 类型的特征

□经期短、经血量少　□容易疲惫　□脸色苍白、发青　□经期前后出现贫血

有效改善月经失调的中药

a 类型　推荐具有活血化瘀效果的桂枝茯苓丸。若伴有便秘，可服用桃核承气汤。经期延长、经血量多时，可以服用芎归胶艾汤。经前烦躁、乳房胀痛时，可以服用丹栀逍遥丸。伴有子宫内膜异位症者可服用温清饮。患有子宫肌瘤、卵巢囊肿的人，也可以服用桂枝茯苓丸，当然，不要忘记定期去医院检查，调整治疗方案。

b 类型　推荐服用十全大补汤，补养气血。如果受寒症状明显，可服用当归芍药散。

改善月经失调的饮食方法

尽量摄取具有活血化瘀或有补血效果的食物吧！如红花有改善血液循环的作用，对寒性体质或贫血也有效。

月经失调时应避免摄入的食物

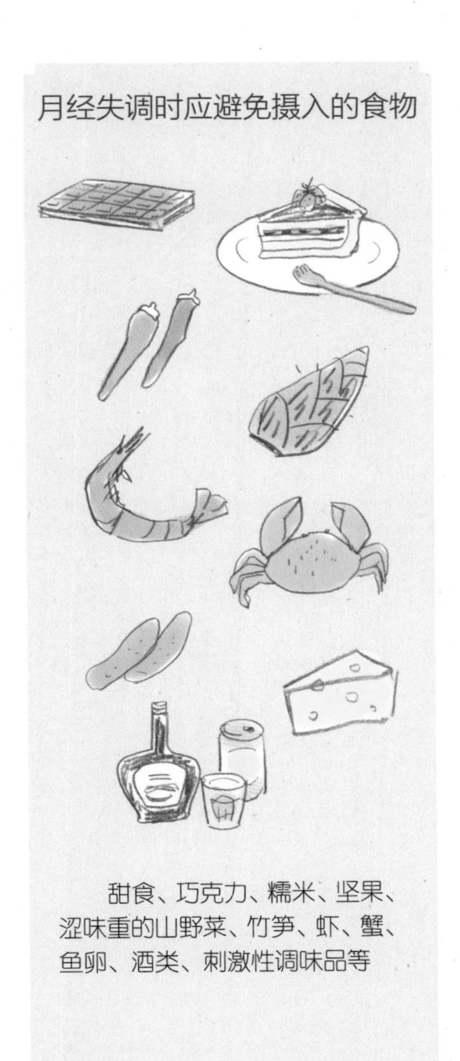

甜食、巧克力、糯米、坚果、涩味重的山野菜、竹笋、虾、蟹、鱼卵、酒类、刺激性调味品等

能改善月经失调的食物

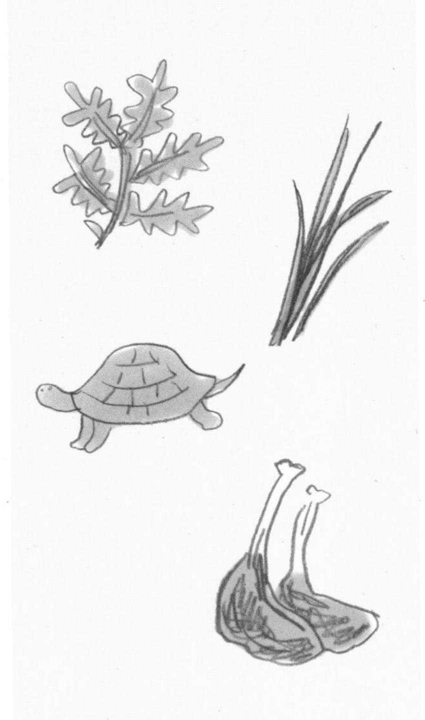

黑木耳、韭菜、洋葱、山药、茼蒿、魁蒿、羊肉、甲鱼、红花或番红花等

注意 益母草、红花或番红花对治疗血瘀型月经不调有很好的效果，可以泡水代茶饮。益母草具有通经作用，对月经不调和痛经尤其有效。因患经前症候群而感到烦躁时，建议取玫瑰花和百合冲泡代茶饮。

改善月经失调简单食谱

* 甲鱼汤

甲鱼具有很好的补血效果，番红花能够活血化瘀。

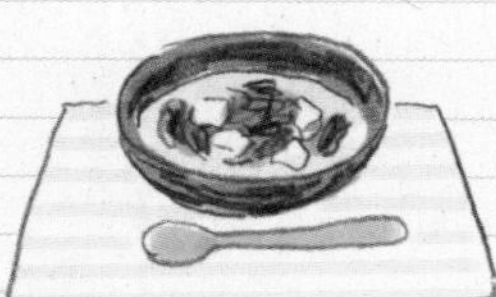

材料（2 人份）

甲鱼汤（罐头）	400mL
菠菜	1/4 把
豆腐	60g
番红花	10 根

做法

1. 将菠菜在开水中稍焯烫后，捞出挤干水，切成 2cm 长段。
2. 将甲鱼汤和番红花放进锅内煮，汤沸后，加入步骤 1 的菠菜和用手剥散的豆腐，待豆腐煮熟后即可。

* 芹菜炒猪肝

这是具有补血和促进妇科系统功能作用的健康料理，特别推荐给 b 类型的人。

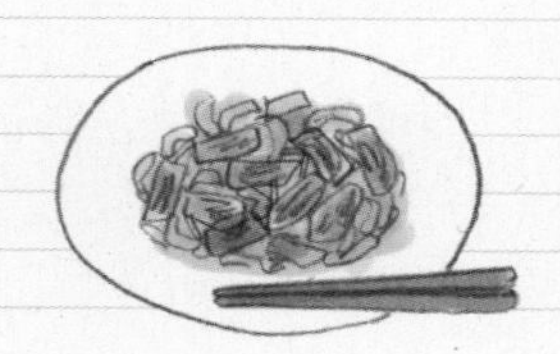

材料（2 人份）

猪肝	100g
芹菜	1 棵
生姜	2g
麻油	2 小匙
酱油、酒	各 1 小匙
砂糖	1/2 小匙

做法

1. 将猪肝切成薄片后充分泡水，再拭去水分；芹菜切成薄片；生姜切末。
2. 将麻油倒入平底锅内加热后，拌炒步骤 1 的猪肝。
3 猪肝炒熟后，加入步骤 1 的芹菜、生姜，等到芹菜炒软后加入酱油、酒、砂糖调味，关火。

* 肉桂茶

能够放松心情、稳定情绪，建议在经期前后感到烦躁时饮用。

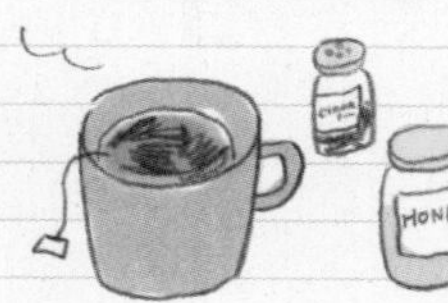

材料（2 人份）

喜爱的茶包	2 包
肉桂粉	少许
蜂蜜	2 小匙

做法

1. 在杯中一次放进 2 个茶包，注入 400mL 热水。
2. 加入蜂蜜，再撒上肉桂粉，搅拌均匀。

穴位自疗与小提示

中封穴对痛经和生殖器官疼痛有较好的缓解作用。对血海、三阴交穴施灸，不仅对痛经有效，而且对月经不调也有较好的疗效。特别是三阴交穴，是治疗妇科疾病的特效穴。此外，务必不要让下半身受寒。

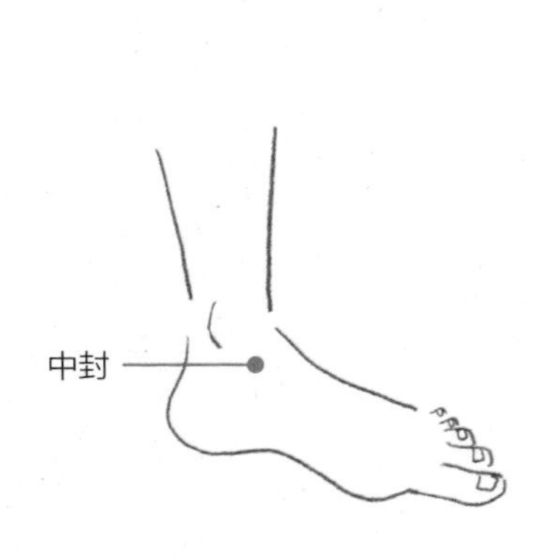

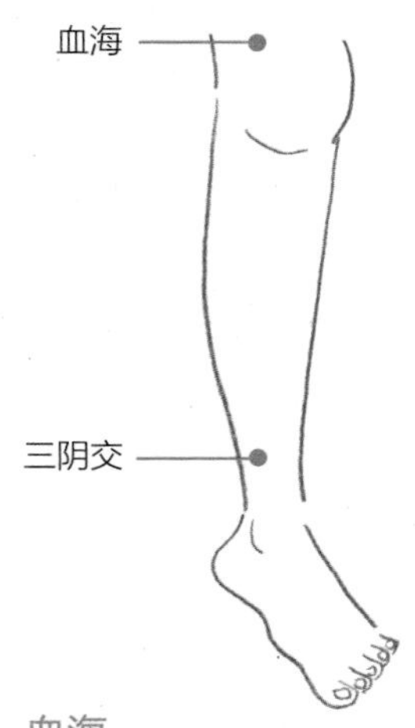

中封

从内侧脚踝向趾端前移 1 拇指宽处，可触及凹陷。

血海

请家人将左（右）手掌心对准你的右（左）膝顶端，拇指和食指成 45° 角，拇指指尖所在的大腿肌肉隆起处就是血海穴。

三阴交

从内侧脚踝最高点沿着胫骨往上移 4 横指宽处，位于骨头的后缘。

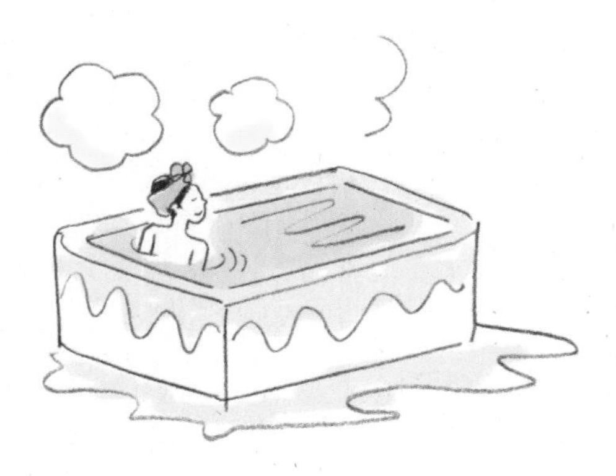

泡澡时使用含有当归、川芎等成分的入浴剂，能让身体变得暖和。可以将魁蒿烘干后放进网袋内，用水煮出汁液，用汁液取代入浴剂。（译者注：魁蒿可入药，有逐寒湿、理气血、调经、安胎、止血、解毒的功效，是妇科常用药之一，治虚寒性的妇科疾患尤佳。）

改善不孕体质

只要改善母体的环境，就比较容易自然受孕。适合接受中医治疗的女性不孕症的情况：男方不存在不育的因素，女性子宫和卵巢没有严重疾病且排卵正常，但是仍不能怀孕。中医认为，女性行经、怀孕、分娩、泌乳等人体机能，都要依赖“血”的运作。如果有血瘀或血虚的情况，这些功能活动便不能顺利进行。因此治疗血瘀和血虚，是治疗不孕症的关键。

a 血瘀　体内有瘀血时，子宫周围的血循环会变差，引起一系列妇科问题。参见第 94 页。

b 血虚　血不足时，会造成子宫发育不全，影响受孕等。参见第 94 页。

不易受孕的人，最好不要食用蔬果沙拉之类的生食品，因为它们会起到寒体的作用。能暖体、促进血行的食物可以增强妇科器官的功能，有助于受孕。如羊肉有补血活血、暖体强体的作用。可以取羊肉 150 克，黑豆 15 克，花椒 3 粒，茴香 3 克，当归 4 克，放到一起煮汤食用。此汤对于产后恢复也很适合。

☑ 自我检查

参见第 94 页可以大致判断自己是属于血瘀型还是属于血虚型。此外，有一个可以简单判断自己是否属于血瘀型的方法：看舌头背面的静脉，如果偏黑青色、粗而隆起，就提示自己可能属于血瘀型体质。

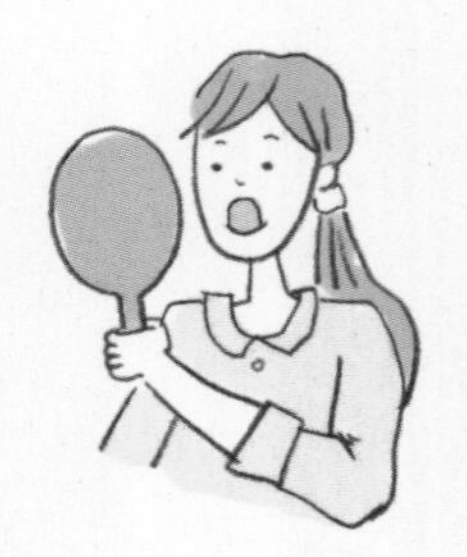

有效改善不孕的中药

a类型　可以服用活血化瘀的桂枝茯苓丸，其对子宫肌瘤也很有效；若伴有便秘，就服用桃核承气汤；经血量多就服用芎归胶艾汤；伴有子宫内膜异位症则可以服用温清饮。

b类型　伴有经期延后、下半身发凉的人，可以服用当归芍药汤或四物汤。

○ 对于男性不育来说，可以根据具体情况服用能提升生殖机能的八味地黄丸、能增强精子活动度的小建中汤、能有效滋养强身的十全大补汤等。

调理不孕不育的饮食方法

对于不孕不育症的饮食调理，比起该吃什么，反而是不要吃太多更为重要。研究表明，营养过剩可能导致不孕不育。无论男女，都要避免过度摄取高热量及高脂肪食物。另外，女性要注意摄取有暖体或补血效果的食物，男性则要摄取能滋养强身的食物。补充一点，血瘀体质的女性可以参见第 95 页“月经失调时应避免摄入的食物”，在生活中多加注意。

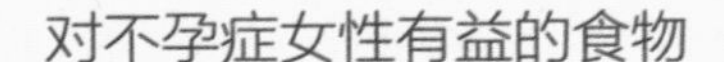

对不孕症女性有益的食物

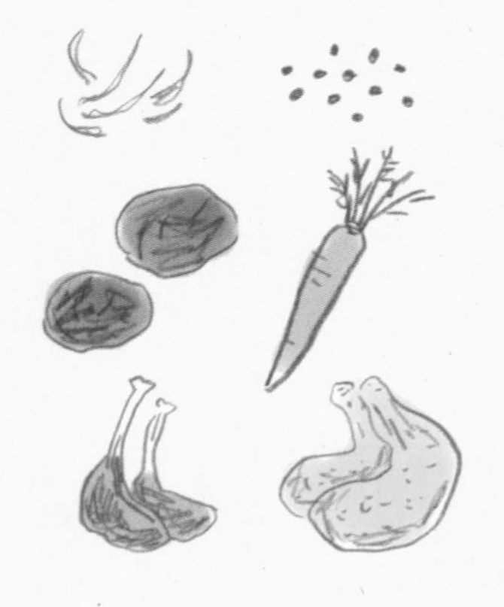

番红花或红花、芝麻（特别是黑芝麻）、黑枣干、胡萝卜、魁蒿、羊肉、鸡肉、甲鱼等

不育症男性滋养强身的食物

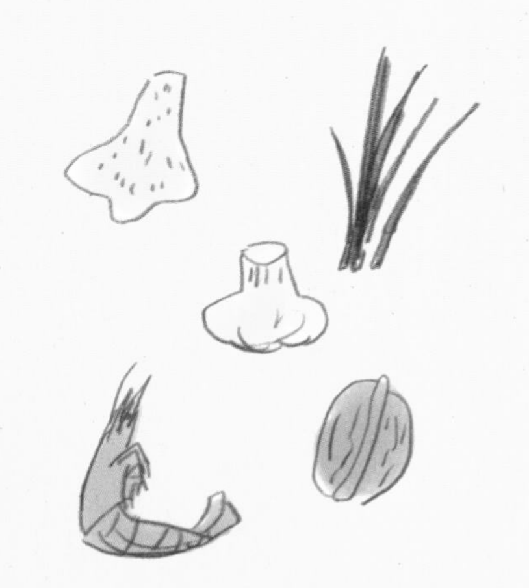

山药、韭菜、蒜头、虾、牡蛎、海参、甲鱼、核桃、栗子、黑豆等

活血化瘀的番红花茶

番红花花丝是用鸢尾科植物的番红花雌蕊烘干制成，是治疗血瘀证的代表性药草，能缓解痛经，治疗跌打损伤等。将 10 根番红花花丝放进茶杯内，注入热水，等到水变成淡黄色后，就可以作为茶来饮用。不过，番红花会促进流产，孕妇不能服食。

改善不孕不育简单食谱

* 番红花糙米粥

活血化瘀的番红花和降火排毒的水芹菜搭配，对女性身体很有益。

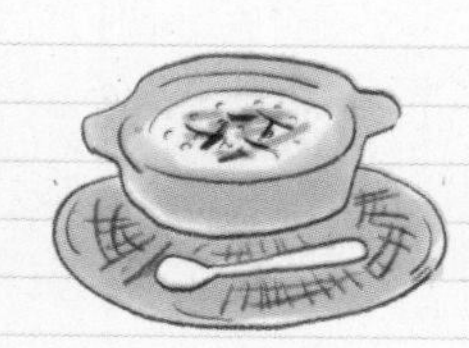

材料（2 人份）

材料	用量
干香菇	2 朵
糙米	2 大匙
番红花	10 根
水芹菜	1/6 把
盐	少许
海带	5cm
色拉油	1/2 小匙

做法

1. 将干香菇泡在 400mL 的水内一个晚上后，将香菇切碎，水保留备用。
2. 将糙米泡水一个晚上后，将水倒掉，淋上色拉油。
3. 将步骤 1 的“香菇水”和处理好的香菇、糙米以及海带、番红花放进锅内，开火。
4. 水煮开后，去掉海带，火转为极小火，盖上盖子。
5. 煮 45 分钟左右，糙米变成粥状后，关火。用盐淡淡调味，加入切碎的水芹菜。

* 黑枣胡萝卜炖鸡肉

这是既暖体又补血的料理，对 b 类型的女性非常适合。

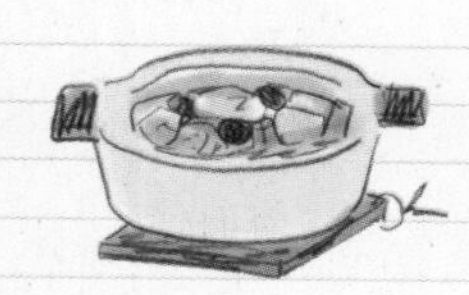

材料（2 人份）

材料	用量
鸡腿肉	100g
胡萝卜	50g
黑枣干	6 颗
酱油	1.5 大匙
酒	2 小匙

做法

1. 将鸡腿肉切成 8 等份，胡萝卜切块。
2. 将所有材料和 500mL 水放进锅内，开火，水煮滚开后转小火，再煮 10 分钟左右。

* 蒜香韭菜虾

这是用多种滋养强身的食材做成的活力菜肴，适合男性。

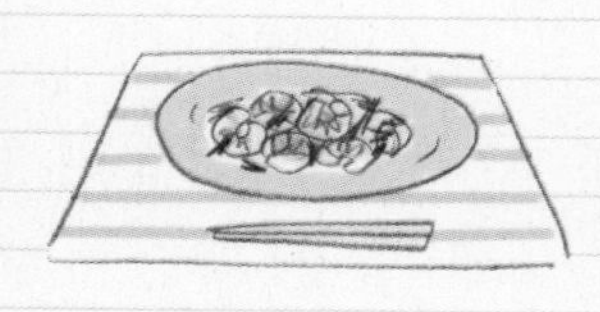

材料（2 人份）

材料	用量
虾	8 只
韭菜	1/2 把
胡萝卜	20g
蒜头	1 瓣
酱油、味淋、酒	各 1 大匙
麻油	1 小匙
色拉油	2 小匙
太白粉	1 大匙
水	1 大匙

做法

1. 将虾剥壳，挑掉肠线后，将每一只虾切成 4 等份。
2. 将韭菜切成 3cm 长段，胡萝卜、蒜头切碎。
3. 将色拉油、蒜末放进锅内爆香后，加入虾段拌炒。
4. 虾炒熟后，加入韭菜、胡萝卜、调味料（酱油、味淋、酒）、麻油。
5. 用水溶解太白粉倒进步骤 4 内，轻轻搅拌后关火。

穴位自疗与小提示

三阴交穴，是治疗妇科疾病的特效穴，可以对其施灸。伴有月经不调者可以刺激血海穴，无月经者可以刺激小肠俞穴。日常生活中要注意不要积攒压力。

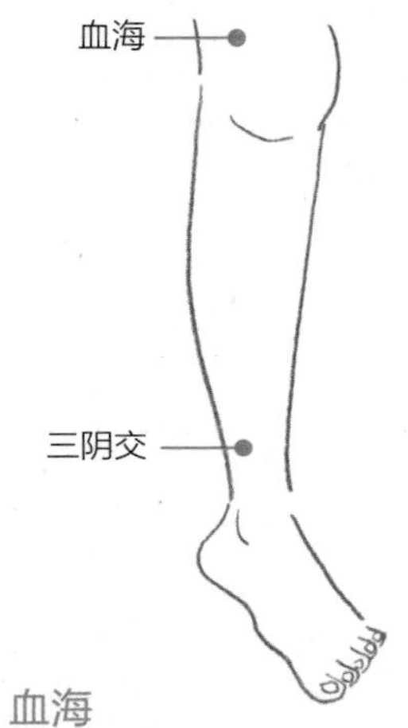

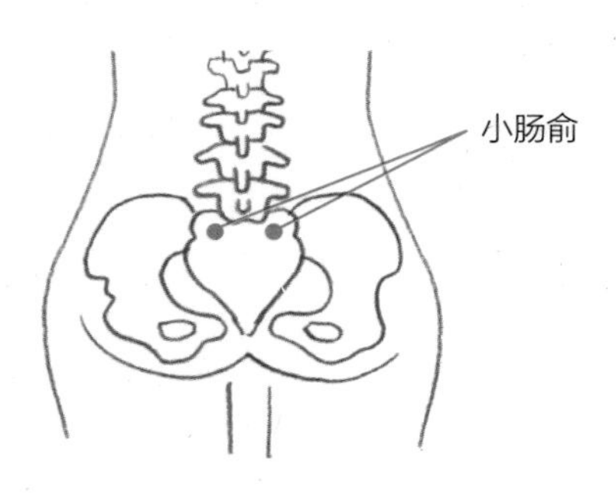

血海

请家人将左（右）手掌心对准你的右（左）膝顶端，拇指和食指成 45° 角，拇指指尖所在的大腿肌肉隆起处就是血海穴。

三阴交

从内侧脚踝最高点沿着胫骨往上移 4 横指宽处，位于骨头的后缘。

小肠俞

平齐于骨盆上缘的脊骨下方，在第 1 和第 2 个突起骨之间，位居两侧。

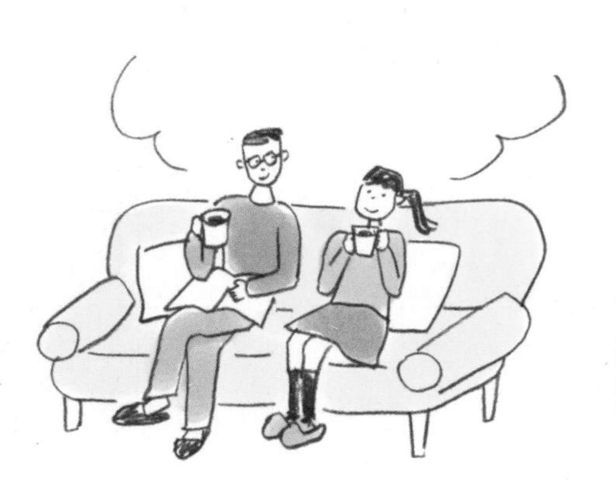

不孕症女性如果太过在意基础体温等临床数据，反而会增加压力而导致激素分泌失调。放松身心，有利受孕。

更年期不心烦

明明没得什么病，却感觉脸发热、焦躁不安、突然出汗、心悸、失眠、容易疲劳……这些多发生于女性闭经期前后的表现，称为更年期综合征。近年来，更年期综合征在50岁左右的男性中间也较为多见，这可能与家庭、社会的压力增大有关吧。从中医角度来看，更年期综合征主要原因为体内血循环不良，形成血瘀体质，进而影响气的运行，导致一系列身体不适，具体表现可分为以下几个类型。通常通过饮食养生和自我调理，改善气血的流动，就会使各种不适得到改善。

a 上热下寒　表现为双脚冰凉，面红潮热，容易上火，常感到烦躁、胸闷，可伴有肩膀酸痛、头痛等症状。

b 情绪起伏　表现为情绪焦躁，可伴有盗汗、心悸、失眠等。

c 心神不宁　表现为情绪低落，多疑善忘，可伴有喉咙异物感。

d 下腹部悸动　表现为下腹部略感抽动，心情无法平静，这是“脐下丹田”之气紊乱造成的。

自我检查

看看a~d类型的描述，确认一下自己有没有类似的情况吧！更年期综合征的症状因人而异，如有的人可能会出现几种类型兼而有之的情况。总之，调整心态是最重要的。

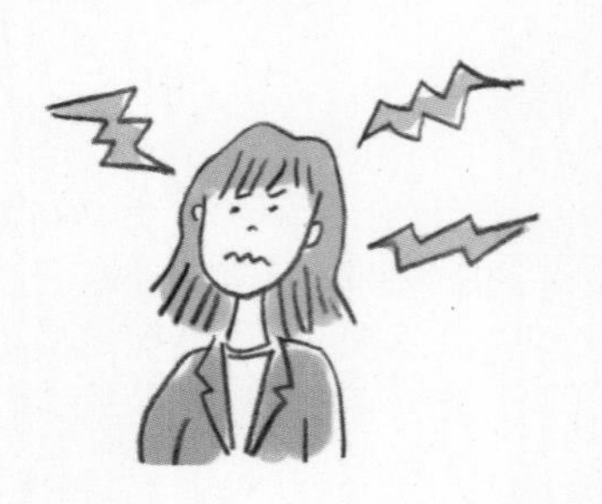

改善更年期综合征的中药

a类型　上热下寒、肩膀酸痛等是血瘀型的表现，可以服用活血化瘀的桂枝茯苓丸。

b类型　逍遥散、丹栀逍遥丸、加味逍遥丸是改善更年期综合征的常用中药。

c类型　总是觉得喉咙里有异物卡住的感觉，中医称为“梅核气”，是心神不宁时容易出现的症状，可服用半夏厚朴汤。

d类型　什么事都没做却感到下腹部悸动、强烈不安时，可服用甘麦大枣汤。

改善更年期综合征的饮食方法

为了平稳度过更年期，饮食养生非常重要。要避免摄入容易引起上火、影响气血循环的食物，如高脂肪和高糖类食物以及辛辣、烧烤类等刺激性食物。

更年期要积极摄取的食材

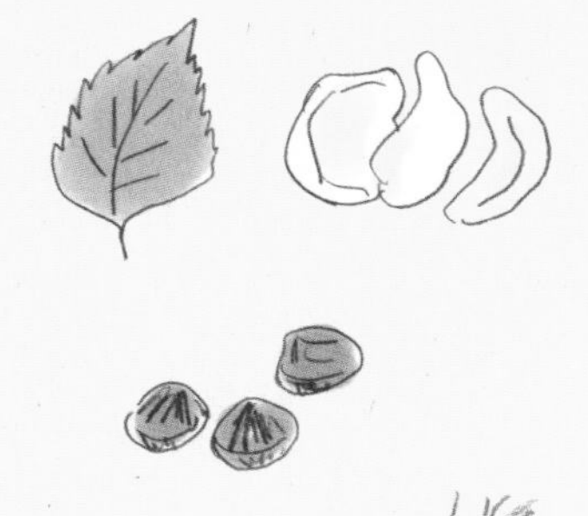

番红花、紫苏、莲藕、木耳、莲子、百合、酸枣仁、鸭肉等

注意 可以取百合、莲子、酸枣仁、粳米煮粥；也可以取小麦30克，红枣10颗，甘草10克，加600mL水煎煮取液，每日分早晚两次服。以上方法都具有安神除烦的作用。

更年期不宜摄取的食材

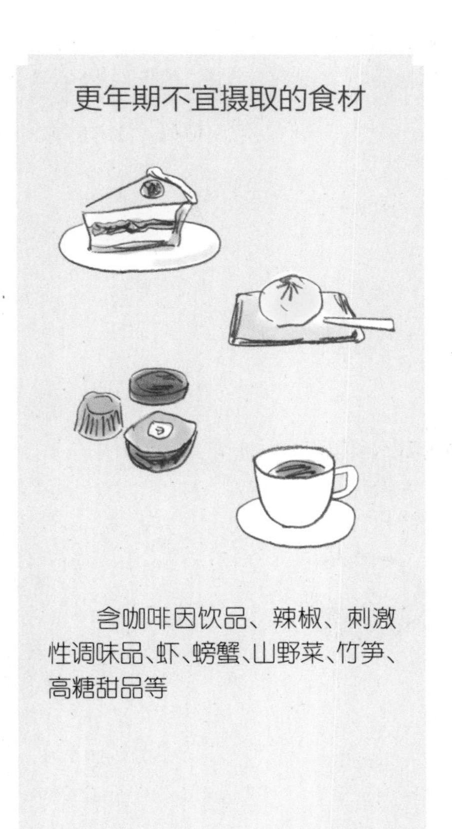

含咖啡因饮品、辣椒、刺激性调味品、虾、螃蟹、山野菜、竹笋、高糖甜品等

利用紫苏或莲藕平稳心情

对于更年期饮食养生，在普通食材中，具有镇静安神作用的紫苏和具有改善血液循环作用的莲藕，都十分值得推荐，特别是心情烦躁时，最好能多多摄取。

☆紫苏莲藕饼

莲藕泥配上切碎的紫苏叶，再加上能将这些材料混合起来的太白粉，搅拌后利用小模子塑形，适量抹上橄榄油烘烤即成。食用时可淋上酱油或味淋调味。

改善更年期综合征简单食谱

* 洋甘菊番红花丁香茶

由安心宁神的洋甘菊、活血化瘀的番红花和暖胃的丁香混合调配而成。

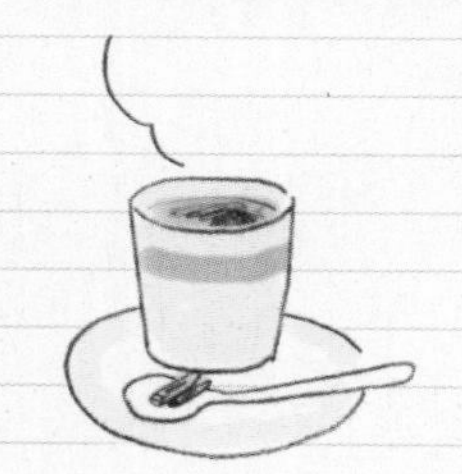

材料（2人份）

洋甘菊	2g
番红花	5根
丁香	2朵

做法

将所有材料放进茶壶内，冲入300mL的热水，泡5分钟即可。

* 蚬贝水芹菜汤

推荐给b类型的人，能使亢奋的情绪平静下来，让心情放轻松。

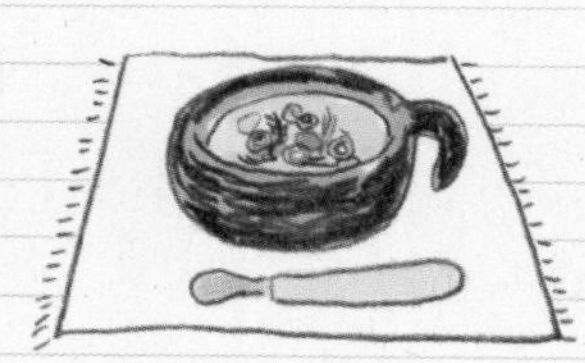

材料（2人份）

蚬贝	200g
水芹菜	1/4把
海带	5cm
酒、酱油	各1大匙

做法

1. 将水芹菜切小丁。
2. 将400mL水、海带、蚬贝放进锅内，开火，煮沸后捞出海带。
3. 待蚬贝壳全部打开后，加入酒、酱油，再加入步骤1的水芹菜后，关火。

* 风味肉桂百合

推荐给c类型的人，能够安神除烦，减轻喉咙阻塞感。

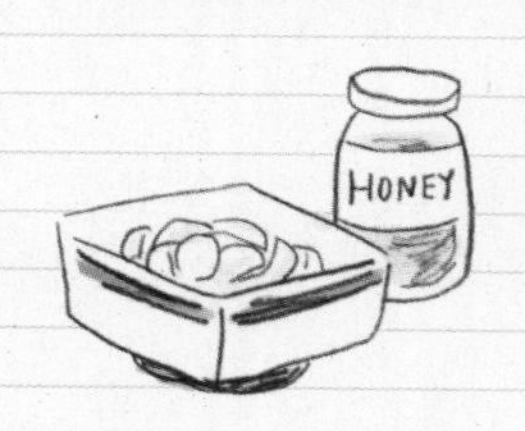

材料（2人份）

百合	100g
肉桂粉、蜂蜜	各少许

做法

1. 将百合洗净，一片一片剥开。注意用刀子削去百合外层脏污部分。
2. 将适量的水倒进锅内，加入百合，开火。
3. 水煮滚后转小火，等到百合煮熟后，将其放进滤网内。注意不要煮太久。
4. 将滤过水的百合放进大碗内，拌入肉桂和蜂蜜。

穴位自疗与小提示

不安感强烈时，按照先百会穴，后劳宫穴的顺序进行指压或灸疗。脸发热、胸闷严重时，则先刺激百会穴，再刺激涌泉穴。失眠、心悸时，灸疗或指压的顺序则是先百会穴，后失眠穴。

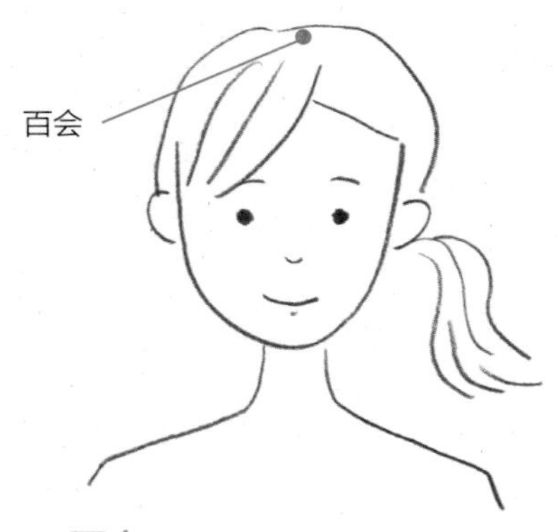

百会

头部正中线与两耳尖连线的交点处。

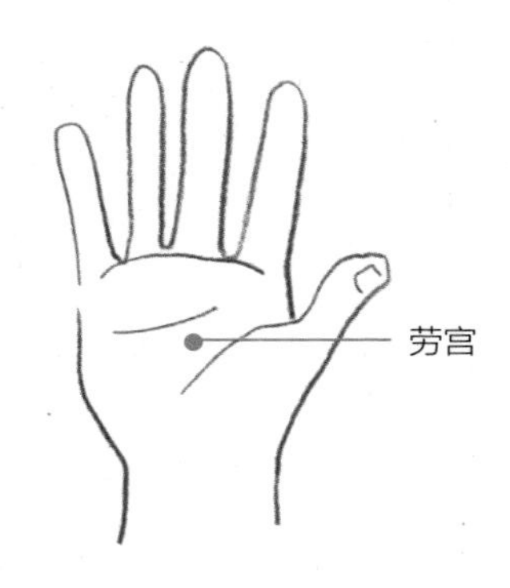

劳宫

握拳屈指时，中指端和无名指指端之间的掌心处。

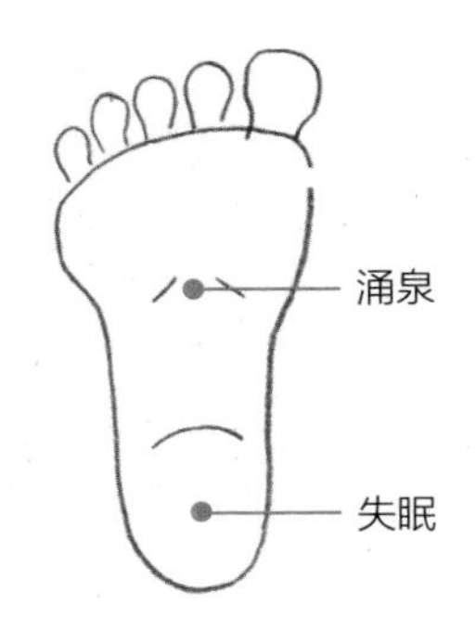

涌泉

足5趾屈曲时，足底掌心前部凹陷处。

失眠

足底后跟部，足底正中线与内、外踝尖的连线相交处。

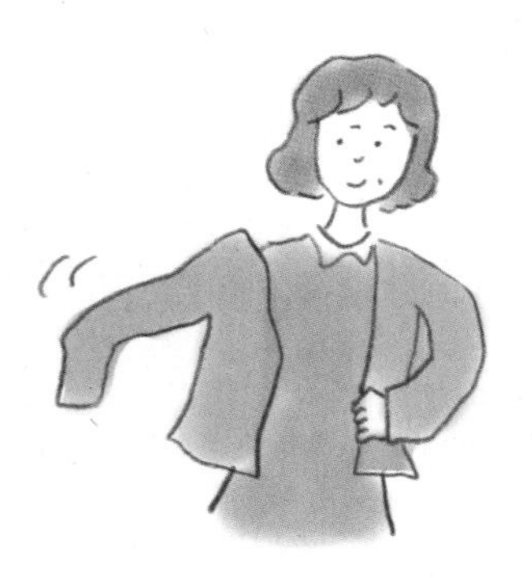

天气的异常变化会对人体带来不利的影响。有更年期综合征或更年期不适的人容易因自主神经失调导致体温调节障碍，因此请根据天气变化适时增减衣物，身边常备穿脱方便的罩衫或丝巾等。

放松心情靠自己

虽然没有到忧郁症的地步，但总是感到不安、心情烦躁、做事没有干劲儿的人现在越来越多。这种情况，一般称之为心理失调。如果不及时调整，久而久之，身体会出现各种问题，如失眠、心悸、食欲不振、便秘、容易疲劳等。心理失调从中医来看，被视为气机失调，可分为下列几种类型。

a 气逆　“气”在体内升降有序，循环往复。如果情绪管理失控，“气”应降反升，或升发太过，造成“气”的逆行，就会出现烦躁、易怒、心悸、胸闷、眩晕等。

b 气滞　由于情志不畅，使“气”循环发生紊乱，就会导致脏腑组织功能活动受阻，出现郁郁寡欢 、胸胁胀痛、胃脘痞闷、梅核气（咽部有异物感，如梅核卡在喉咙里，咽不下去又吐不出来）等。

c 气虚　因为压力等导致消化机能降低，使得“气”不足，不能提供全身足够的能量，出现疲劳及无力感、气短懒言、食欲不振、胃下垂等症状。

☑ 自我检查

气机失调会导致心悸、胸闷（a 类型），或胸胁胀痛、梅核气（b 类型），或胃下垂（c 类型）等。从症状体现的部位 ，我们可以大致了解心理失调的类型。

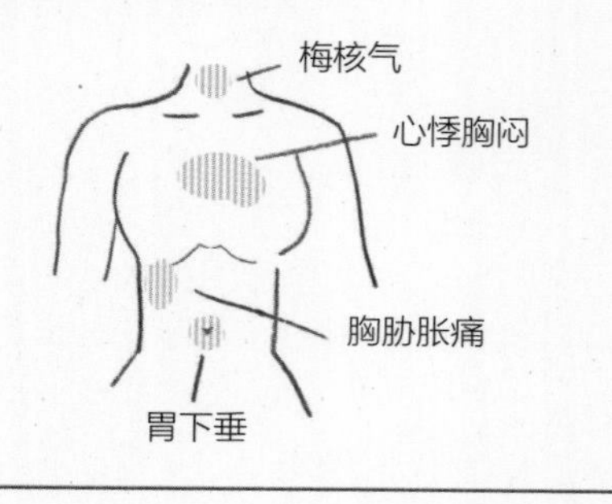

改善心理失调的中药

a 类型　心悸、眩晕的人，可以服用桂枝加龙骨牡蛎汤或苓桂术甘汤，伴有便秘时可以服用柴胡加龙骨牡蛎汤。烦躁、火气大且胸闷时，服用丹栀逍遥丸很有效。

b 类型　半夏厚朴汤能有效改善精神官能症、梅核气。郁郁寡欢 、胸胁胀痛、胃脘痞闷的人，可以服用加味逍遥散。

c 类型　可以服用补中益气汤。

改善心理失调的饮食方法

情绪不稳定时，可以摄取能有效稳定精神状态的紫苏或百合。避免摄取具有亢奋作用的含咖啡因食物，选择能放松身心的洋甘菊茶吧。

能改善心理失调的食物

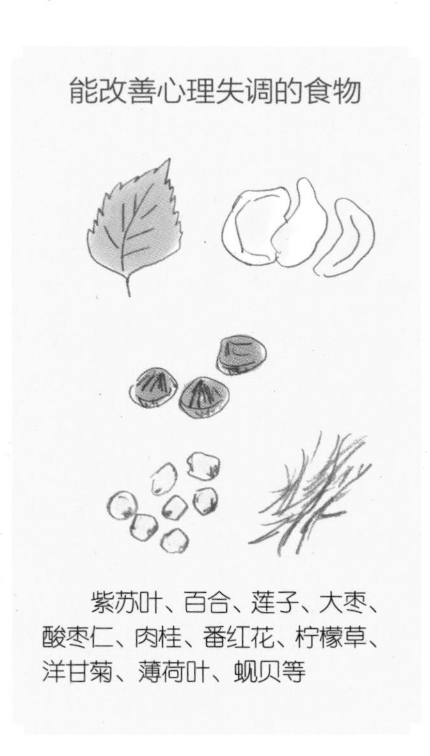

紫苏叶、百合、莲子、大枣、酸枣仁、肉桂、番红花、柠檬草、洋甘菊、薄荷叶、蚬贝等

心理失调时应避免摄入的食物

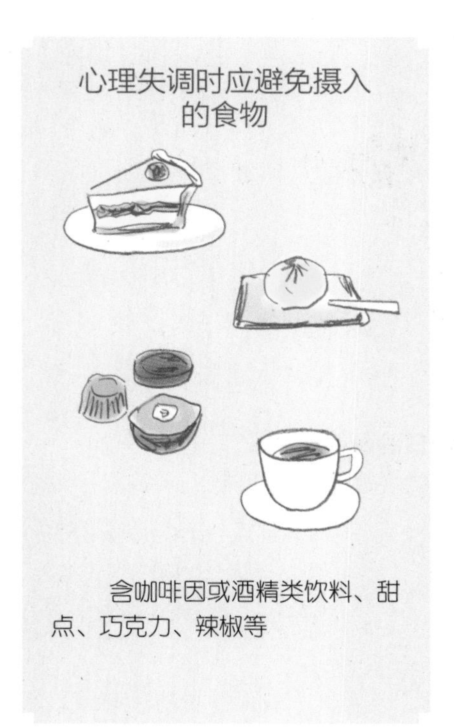

含咖啡因或酒精类饮料、甜点、巧克力、辣椒等

心情低落时就摄取紫苏叶

中医认为紫苏叶具有理气安神的作用，所以建议大家在心情低落或烦躁不安时适当摄取。可以把百合焯一下，和切碎的紫苏叶、去核的梅干一起泡水代茶饮。

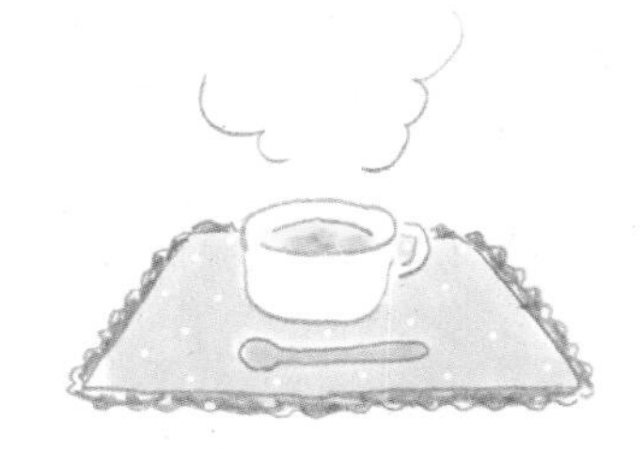

改善心理失调简单食谱

* 紫苏味噌

用来当蔬菜蘸料，或涂在鱼肉上用铝箔纸包起来烤，都是很美味的配餐之品。

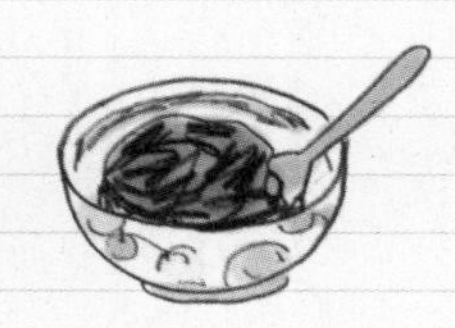

材料（2人份）

	材料	用量
	紫苏叶	10片
	木棉豆腐	1/4块
	蜂蜜	1/2大匙
A	酒	1大匙
A	蛋黄	1/2颗
A	红味噌	50g
A	核桃碎仁	2颗量

做法

1. 将紫苏叶切碎。
2. 将木棉豆腐挤出水、压成泥。
3. 将步骤2的豆腐与A在锅中拌匀后，开火加热约10分钟，煮到红味噌稍微变硬为止。
4. 在步骤3的锅中加入步骤1的紫苏叶和蜂蜜，再煮3分钟。

* 洋甘菊薄荷茶

洋甘菊能够放松心情，薄荷可以消除郁闷感。

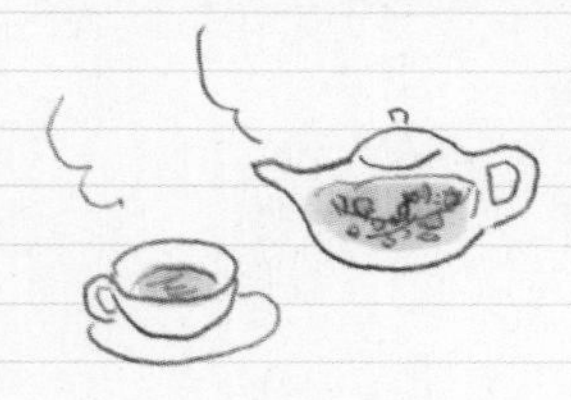

材料（2人份）

材料	用量
洋甘菊	2g
薄荷	2g

做法

将所有材料放进茶壶内，注入300mL的热水，泡5分钟即成。

* 芝麻紫苏小鱼干

补气的芝麻配上能安神的紫苏叶，再用小鱼干补充体内缺乏时容易引起心情烦躁的钙质。

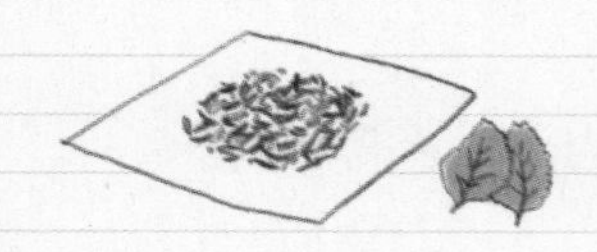

材料（2人份）

材料	用量
小鱼干	适量
芝麻	1大匙
紫苏叶	2片
盐	少许

做法

1. 将紫苏叶用厨房纸巾包起来在水中泡5分钟左右。
2. 将紫苏叶取出，沥干水分后，切碎。
3. 将步骤2的紫苏和小鱼干、芝麻拌匀，加盐调味。放冰箱里可保存2天左右。

穴位自疗与小提示

烦躁不安或情绪低落时，可以对百会、劳宫穴施灸；感到疲劳、无力感明显时，可以灸疗涌泉穴；若因压力造成肩膀酸痛时，可以配合灸疗肩井穴，改善气的循环。

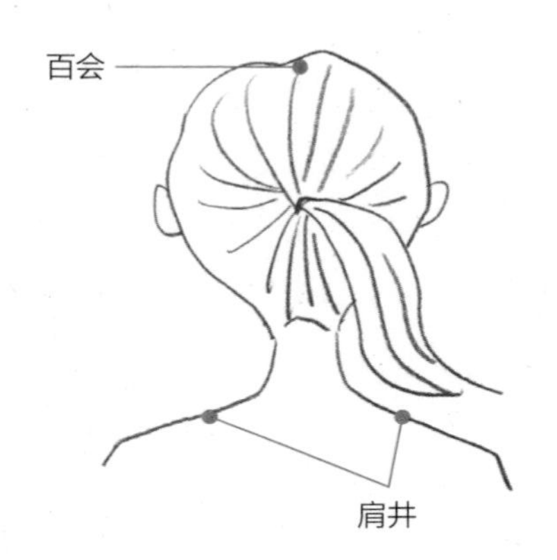

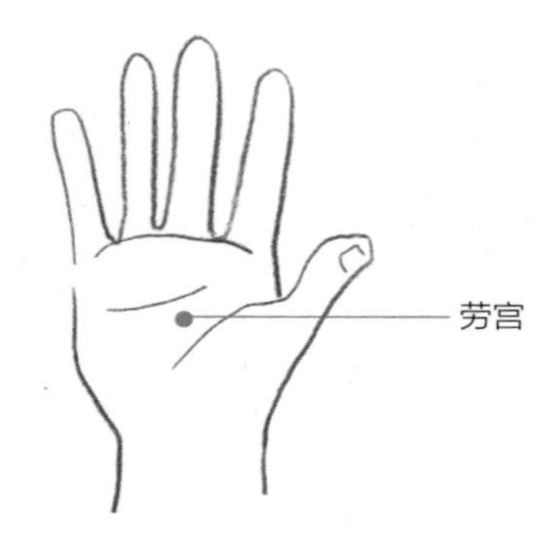

百会

头部正中线与两耳尖连线的交点处。

劳宫

握拳屈指时，中指端和无名指端之间的掌心处。

肩井

从后颈根部往左右各移3横指宽处，约位于肩膀中央最隆起的部位，与乳头在一条垂直线上。

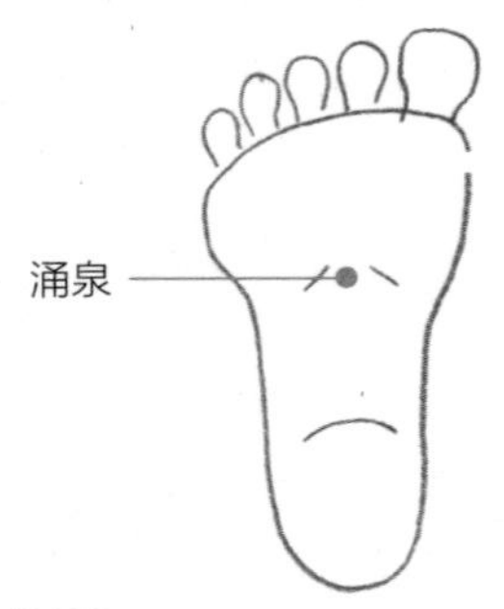

涌泉

足5趾屈曲时，足底掌心前部凹陷处。

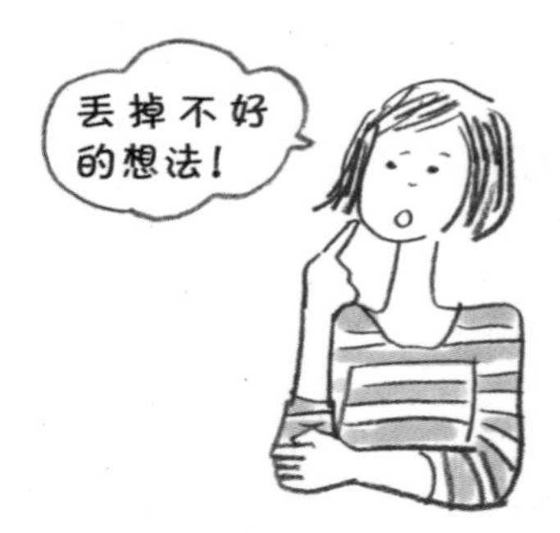

要调整好心情，除了要养成有规律的作息和合理的饮食习惯，保证充足的睡眠外，保持正向心态是非常重要的，不要让负向思维变成习惯。因此要对自己说：“丢掉不好的想法！”

稳定情绪不失眠

失眠的表现多种多样，比如，躺下之后不能很快睡着；睡眠较浅，经常做梦；半夜醒了的话怎么也睡不着；早上醒得早。因为睡眠没有满足感，所以白天会受到倦怠感的侵袭。

中医认为失眠是因为气、血、水的循环异常所引起的。

a“气”循环异常　这种类型的人平时容易积累压力，遇事敏感，对日常生活中的琐事非常在意，动辄心情紧张、焦虑。白天疲累感重，到了晚上却总也睡不着。

b“血”循环异常　这种类型的人一般表现为入睡困难，易惊醒，或噩梦纷纭，或彻夜不寐，可伴有心悸、头晕、健忘、倦怠懒言、食欲不振等。

c“水”循环异常　这种类型的人容易有恐惧情绪，稍微有点事儿就寝食难安，从肚脐到心窝经常会感到悸动，此种类型的人通常伴有少白头、脱发的情况。

☑ 自我检查

请对照 a~c，确认自己是否存在与之相近的状态吧。

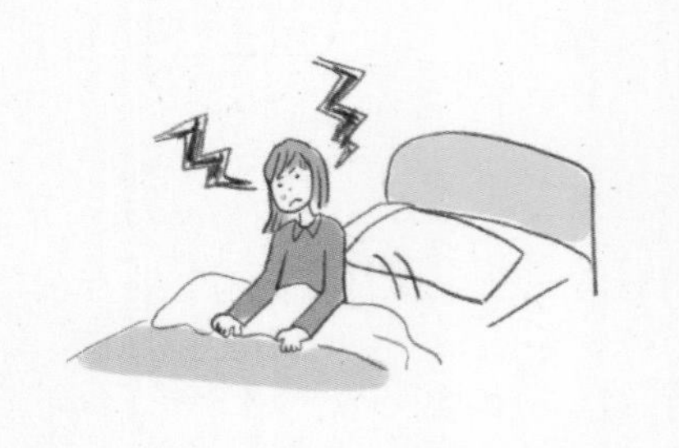

有效改善失眠的中药

○所有类型的失眠→具有镇静作用的桂枝加龙骨牡蛎汤很有效。

a类型　建议服用具有镇静作用并能改善气血循环的加味逍遥散。明明很累却睡不着时，可以服用酸枣仁汤。

b类型　可以服用归脾丸。它对伴有心悸、头晕、健忘、贫血、少食、懒言等症状的失眠者尤其适合。

c类型　服用可以调整水分代谢的苓桂术甘汤。

改善失眠的饮食方法

参见第 107 页的内容，营造安心颐神的饮食生活。此外，中医讲“胃不和则卧不安”，因此应在上床就寝的两小时前吃完晚餐，在消化完全的状态下睡觉非常重要。就寝前不要喝咖啡、茶等含有咖啡因的提神饮品，以免精神亢奋睡不着觉。

有效改善失眠的食物

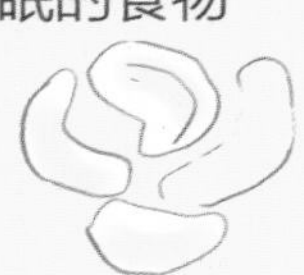

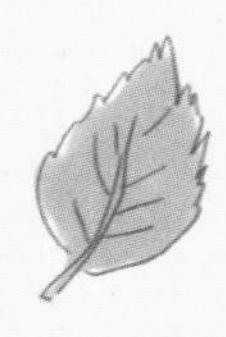

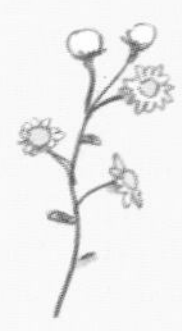

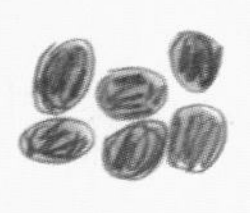

百合、紫苏叶、洋甘菊、奇异果、桂圆、酸枣仁、莲子、黑豆等

改善失眠简单食谱

*** 紫苏酒**

紫苏叶与薄荷叶相配，可以调和气血，稳定心神，就寝前喝一杯（30mL 左右），有助安睡。

材料（2 人份）

烧酒	1L
紫苏叶	50 片（25g）
薄荷叶	2.5g
冰糖	60~120g

（随个人喜好酌加）

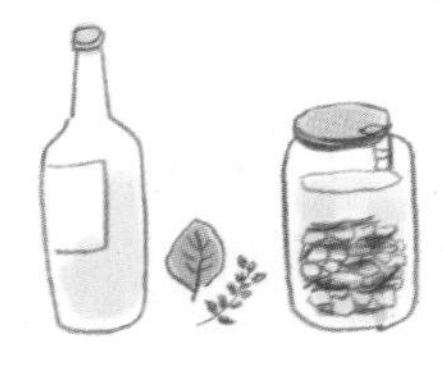

做法

1. 将紫苏叶和薄荷叶洗净，拭去水分。
2. 将紫苏叶、薄荷叶、冰糖放入已消毒的容器内，再倒入烧酒，然后将容器密封。
3. 将步骤 2 的容器放在阴凉处保存，不定时摇晃容器。经过约 1 个月，将容器解封，紫苏酒就制成了。饮用前要先过滤酒液，去掉紫苏叶和薄荷叶。

穴位自疗与小提示

刺激劳宫穴、百会穴、肩井穴（参见第 109 页）和安眠穴，能有效改善失眠。

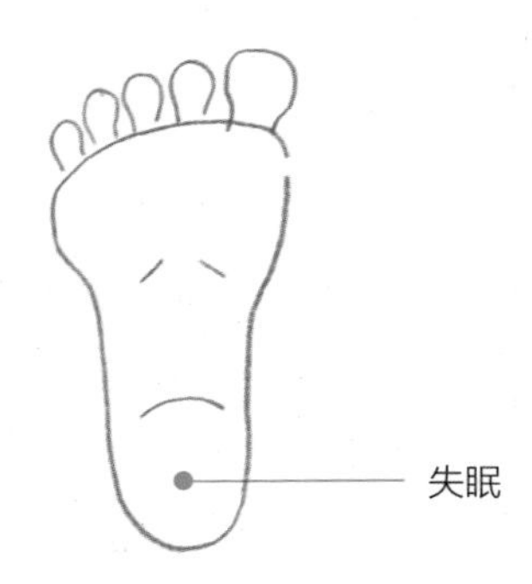

失眠

足底后跟部，足底正中线与内、外踝尖的连线相交处。

有效瘦身好帮手

很多人都想变瘦。不过，如果太过勉强自己使体重降低，可能反而会导致脸上出现皱纹、肌肤失去光泽。这么一来瘦身就没有意义了！

另外，吃的东西一样，为什么有的人会胖，有的人就不胖，这是因为人和人在体质上存在着差异。因此，瘦身必须根据自身的体质和状态循序渐进。中医瘦身，就是强调从个体入手，根据肥胖者不同的体质类型有针对性地制订合理的方案。

a 气郁型　此类型肥胖表现为一有精神压力就想吃东西。如果平时肠胃功能强健的话，就会吃很多，容易越吃越胖。

b 血瘀型　因血循环障碍引起月经不调或妇科疾病的人，因疾病而切除了子宫或卵巢的人，有容易发胖的倾向。

c 水滞型　就是所谓的虚胖体质，有的人常自嘲“喝点水都发胖”。此类型肥胖多因水分代谢不良引起，往往表现为身体浮肿明显。可参见第 116 页。

自我检查

对照 a~c 的类型，确认自己的体质状态与哪个类型相近。

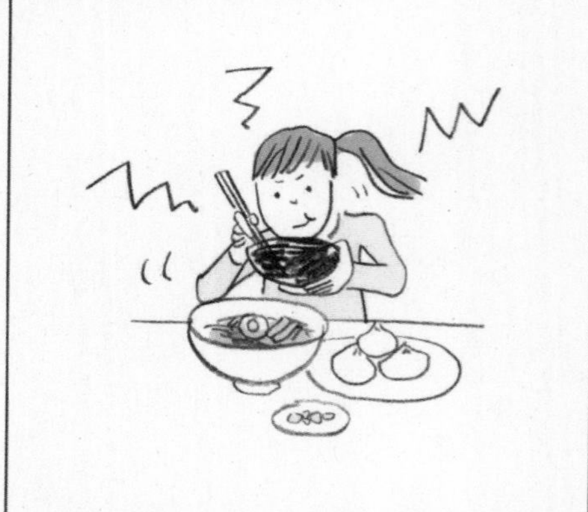

有助瘦身的中药

a类型　可服用能抑制异常食欲的抑肝散。如有便秘情况，可配服防风通圣散。防风通圣散特别适用于啤酒肚类型的肥胖者，此类型一般兼有气郁、血瘀、水滞的情况。

b类型　可以服用大柴胡汤合桂枝茯苓丸，尤其适用于血瘀证明显，如皮肤易起青斑、月经夹杂黑血块者。

三黄泻心汤适用于以上两型肥胖，或气郁化火，或久瘀生燥，出现口臭、口疮、便秘、痔疮者。

c类型　服用五苓散合麻杏薏甘汤，有助改善水分代谢，消除浮肿。

有助瘦身的饮食方法

“吃多少就要动多少”，摄取易消耗得掉的热量，这是瘦身的基本原则。停止暴饮暴食，让饮食生活规律正常，并适度运动，是瘦身的最佳途径。将饮食的顺序调整为先吃蔬菜，再吃肉类，最后吃碳水化合物类，就能降低能量的吸收。当然，糖、脂肪含量多的食物，要尽量少吃。

有助瘦身的食物

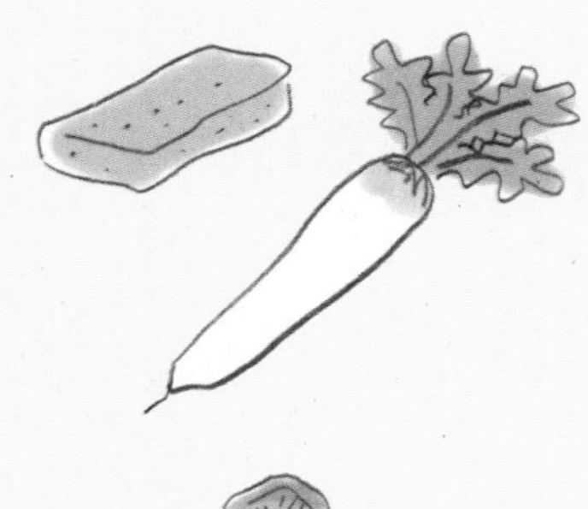

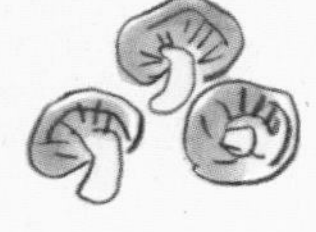

蒟蒻、白萝卜、香菇、苦瓜、茄子等

注意 它们不仅膳食纤维丰富，且热量低，还有减低胆固醇的作用。苦瓜、茄子是理想的低热量减肥食品。苦瓜有抑制食欲的特点。茄子含有大量的抗氧化剂，能加快体内的新陈代谢，还有增加饱腹感的特点。

瘦身时应慎食的食物

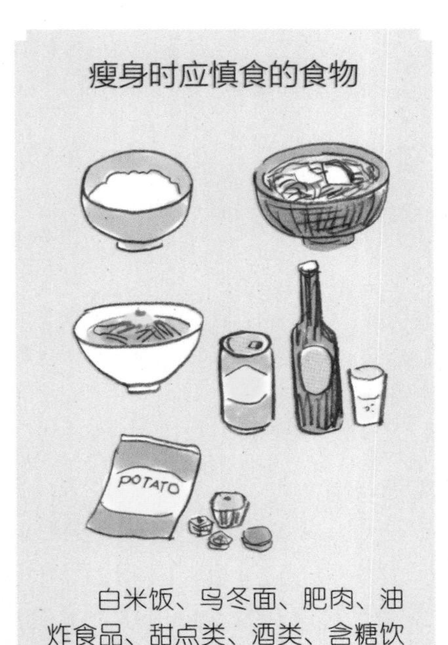

白米饭、乌冬面、肥肉、油炸食品、甜点类、酒类、含糖饮料等

配餐瘦身有学问

具有镇静安神作用的紫苏叶、百合、芹菜、苦瓜、酸枣仁等食材，对气郁型肥胖者较为适合；对于血瘀型肥胖，韭菜、鸭血、益母草、决明子、柏子仁等都是配餐的好食材；对于水滞型肥胖， 薏米、冬瓜、黄瓜、芡实、芸豆等，可以在饮食中搭配应用。

有助瘦身简单食谱

* 凉拌蒟蒻核桃

瘦身时的强力好帮手，就是蒟蒻，再添加核桃特有的香味，非常令人有满足感。

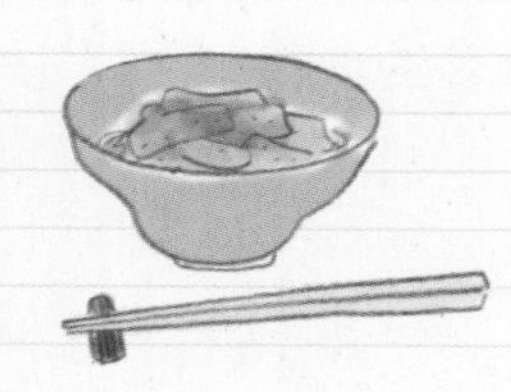

材料（2人份）

蒟蒻	1/2块
高汤	3/4杯
核桃仁	25g
蜂蜜	1小匙
水芹菜（或鸭儿芹）	1/4把
盐、酱油	各适量

做法

1. 将蒟蒻用盐搓揉，再用研磨杵适度敲打后，用水清洗。
2. 将步骤1的蒟蒻切成7mm的薄片，放进锅内，加入酱油后拌炒，再放进滤网中冷却。
3. 将核桃仁用热水浸泡后，剥去薄膜，敲碎后放进研磨钵内，磨至油渗出。钵内加入高汤及蜂蜜搅拌，再加入步骤2的蒟蒻，拌匀。
4. 将水芹菜放进加盐的热水中氽烫，然后沥干水分，切成2cm长段。
5. 将步骤3的食材盛进容器内，撒上步骤4的水芹菜就完成了。

* 香菇养老烧

这是一款由具有降低胆固醇作用的香菇担任主角的日式料理，热量很低。

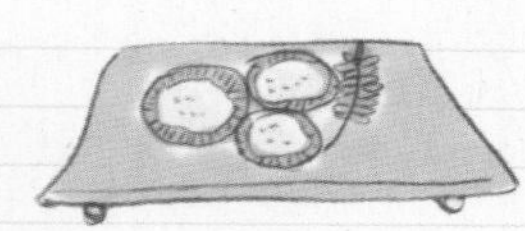

材料（2人份）

香菇	4朵
山药	25g
蛋白	1/2颗蛋量
芥末酱油	适量

做法

1. 去除香菇的蒂。
2. 将山药去皮后磨成泥，加入蛋白拌匀。
3. 在烤肉网上将香菇烤熟 然后将香菇底面朝上，淋上芥末酱油，再放上步骤2的食材，待食材表面烤干即可。

* 海带玉米须汤

用具有利尿作用的玉米须为主制成的汤品，具有消除浮肿的作用。

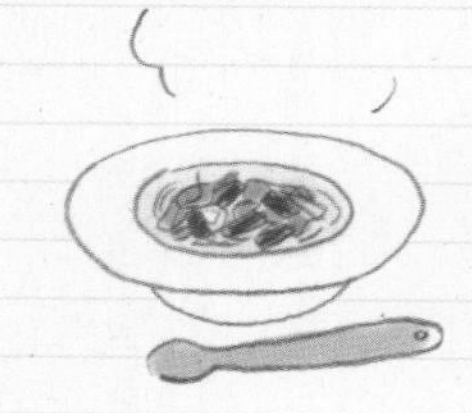

材料（2人份）

玉米须	2g
海带丝（鲜）（或干海带丝3g左右）	20g
蚬贝	150g
酱油	少许

做法

1. 将玉米须放进空茶包里。
2. 将400mL水和步骤1的玉米须、海带丝放进锅内，开火煮7分钟左右。
3. 再在锅内加入蚬贝，煮到蚬贝壳打开后，用酱油淡淡调味，关火。

穴位自疗与小提示

能抑制食欲，有助瘦身的特效穴位是胃点穴。可以将质硬而光滑的小粒种子（如王不留行子、决明子），用胶布贴压在胃点穴上，随时按压刺激穴位。

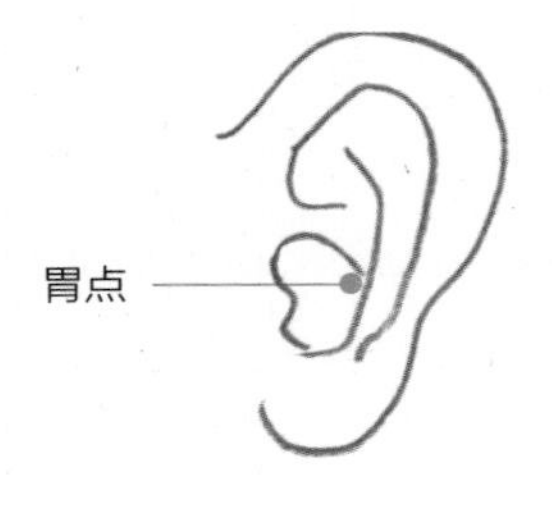

按压穴位时动作要轻、慢、用力均匀，以免造成耳部损伤。

胃点

位于横过耳朵中央的软骨下方，耳轮脚消失处，基本处于耳朵中央。

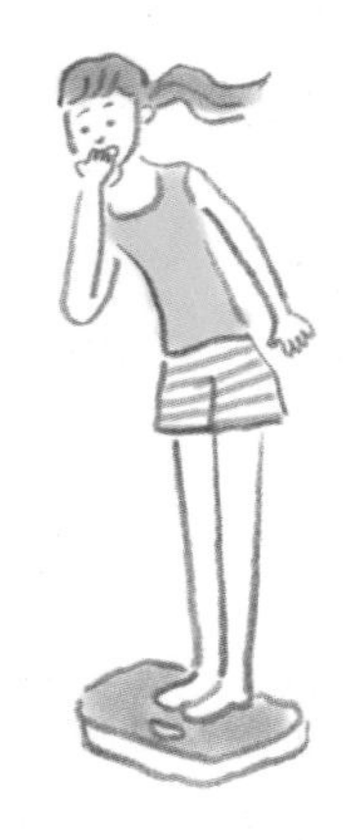

准备一个本子，每天量体重做记录。这样做能时刻提醒自己注意，有助于瘦身。

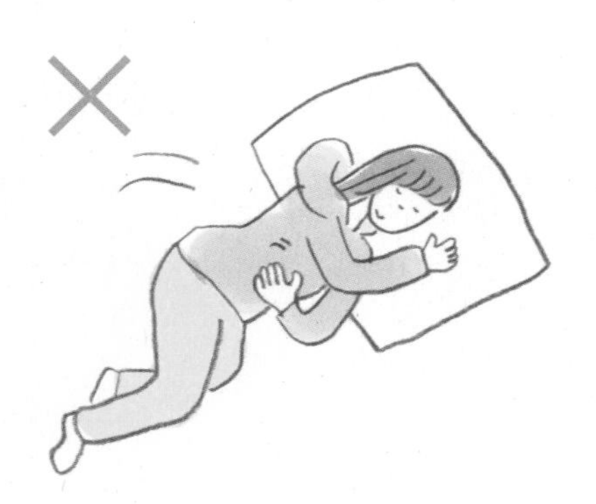

吃完东西马上睡觉，很容易变胖。至少要在上床睡觉的两小时前结束晚餐。晚餐避免油脂高的食物，以免延缓胃排空时间。

促进代谢消浮肿

“早上起床脸好肿，眼皮也肿得跟小面包一样……”“工作站了一整天，下班换鞋时发现脚肿得塞不进去……”浮肿是人体水分代谢不良，导致本应排出体外的水分囤积在细胞内形成的。盐分摄取过多、长时间维持相同姿势、女性经期激素分泌失调，都容易使人浮肿。不过，浮肿也可能与下列这些疾病有关，因此如果浮肿一直持续，就及时到医院就医吧。

a 早上起来脸面浮肿　肾脏是将人体代谢后的废旧物质制成尿液以排出体外的器官。经常早上起床时眼睑及面部浮肿，就有可能是肾脏机能降低或其他疾病造成的。

b 傍晚时腿脚浮肿　心脏是主管人体血液循环的器官。一到傍晚腿脚浮肿，病因可能出自心脏。

c 下半身一侧浮肿　这可能是骨盆倾斜造成淋巴管、静脉受压引起的。

自我检查

从容易发生浮肿的时间和部位，可以大致判断属于哪种类型。最容易出现浮肿的部位是脸面和腿脚。脸是否浮肿只要每天早上照镜子就能看出来；腿脚可在傍晚用手指按压胫骨附近，就能确认是否浮肿。

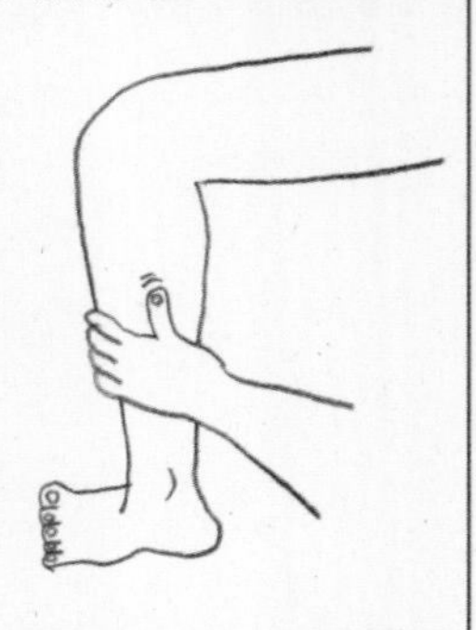

有效改善浮肿的中药

a类型　可服用促进水分代谢的五苓散或猪苓汤。

如果怕冷严重，夜间尿频者，就服用强肾的八味地黄丸或真武汤。

bc类型　可以服用麻杏薏甘汤。伴有脸色苍白、尿量少、下半身冒冷汗时，则服用防己黄芪汤。

此外，因过于肥胖出现下半身浮肿者，可以服用越婢加术汤。

改善浮肿的饮食方法

日常饮食应减少盐分的摄入，这一点非常重要，调味要尽量清淡一点。不仅如此，还要适量摄取有助促进水分代谢的食物。

有效减轻浮肿的食物

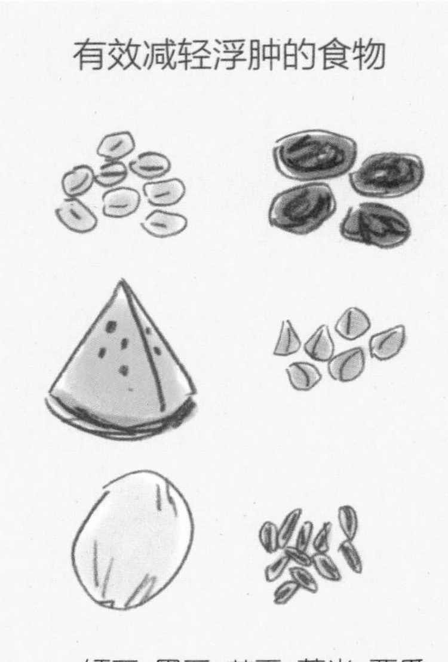

红豆、黑豆、芸豆、薏米、西瓜、冬瓜、丝瓜、鲫鱼、蛤蜊等

注意 红豆薏米鲫鱼汤、冬瓜蛤蜊汤都是除湿利尿的传统药膳。

加重浮肿的食物

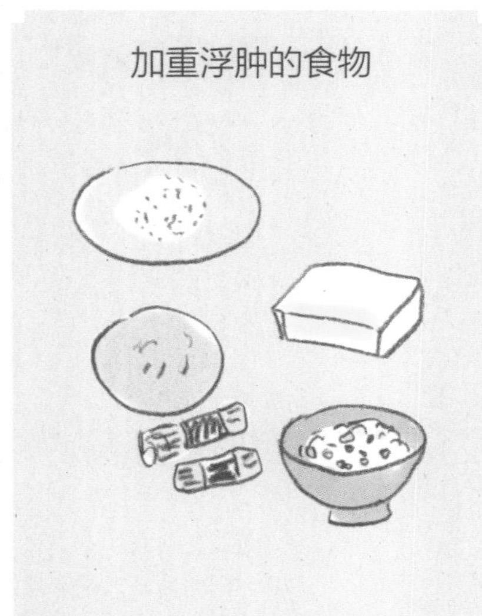

盐、糯米及其加工食品（如麻薯、年糕等）、银杏、白米饭等

注意 糯米、银杏具有抑制排尿的作用，所以应稍加控制。

不可小看的玉米须

玉米须具有很好的利尿消肿的作用。将玉米须晒干后加水煮，就做成了“玉米须茶”。可以将干玉米须装入茶包，冲泡饮用。

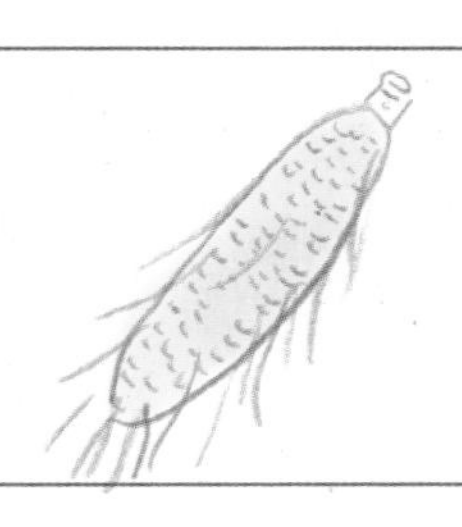

改善浮肿简单食谱

* 薏米莴苣粥

加入排除多余水分的薏米，做成口味非常温和的粥。

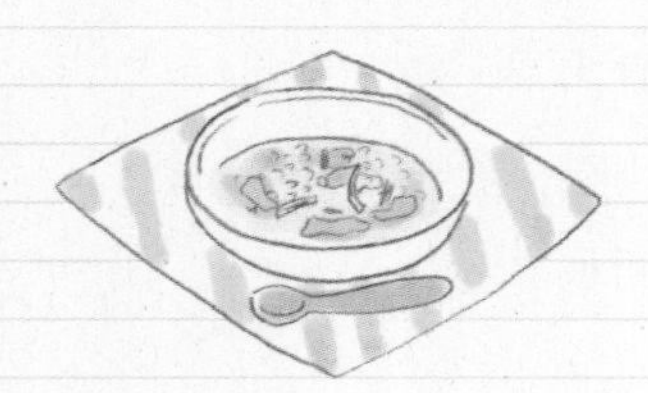

材料（2人份）

薏米	1大匙
白米	2大匙
法式清汤	240mL
莴苣	40g

做法

1. 将薏米用水浸泡一个晚上后，淘洗干净。
2. 将莴苣切丝；将白米淘洗后，和薏米一起放入锅内，再倒入法式清汤后，开火，煮沸后转小火持续20分钟左右，煮成粥。
3. 在粥里加入莴苣丝，煮滚后即可关火。

* 西瓜糖

将利尿作用优良的西瓜精华浓缩并保存起来。将炖煮的时间缩短为1小时，制成浓缩果汁饮用也很不错。

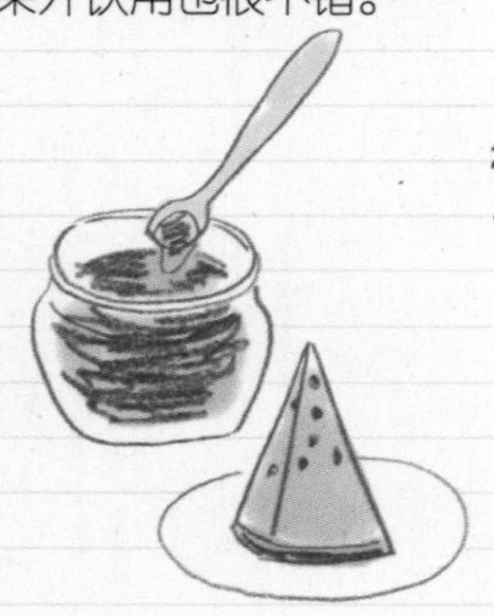

材料（2人份）

西瓜	1/2个

做法

1. 将西瓜削皮、去掉瓜子，切大块，放进搅拌机打碎。
2. 在珐琅锅或不锈钢锅内放入打碎的西瓜，开火炖煮。
3. 煮6~8小时，待用汤匙盛起的西瓜汁变得很浓稠后，就完成了。

* 红豆大麦粥

这是促进水分代谢效果良好的食材组合。不要加盐，品尝汤汁的原味。

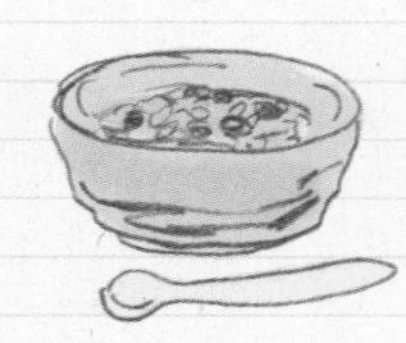

材料（2人份）

红豆	4大匙
大麦（干燥）	2大匙
干贝柱	1个

做法

1. 将红豆、大麦、干贝柱、400mL水加入锅内，泡一个晚上。
2. 直接开火加热，煮沸后转小火，盖上锅盖，再煮约30分钟即可。

穴位自疗与小提示

面部浮肿者，可对合谷、涌泉穴进行按压或施灸，有助改善水分代谢。下半身浮肿者，则选择足三里、三阴交穴进行自疗。

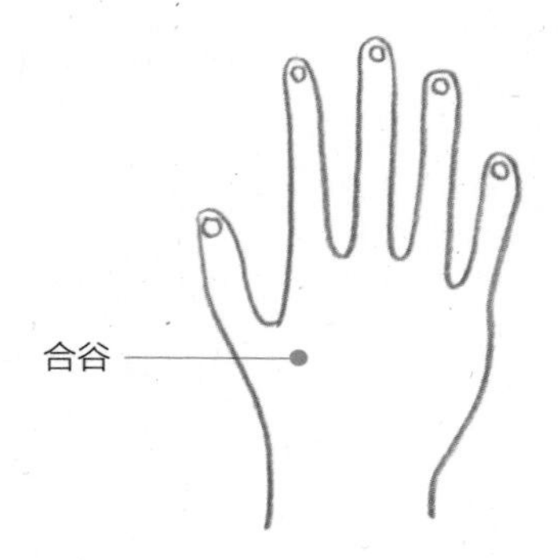

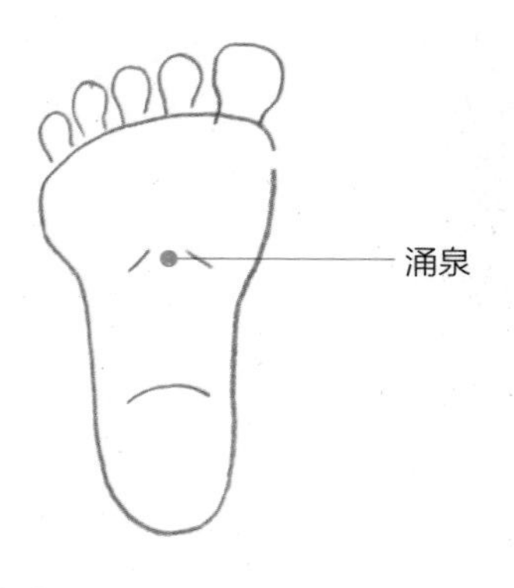

合谷

手背虎口处。将一只手拇指的指关节横纹压在另一只手虎口处的指蹼缘上，弯曲拇指，拇指尖下即是穴位。

涌泉

足 5 趾屈曲时，足底掌心前部凹陷处。

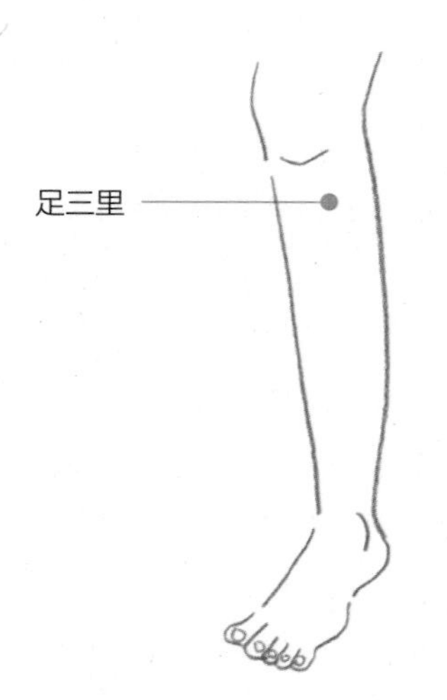

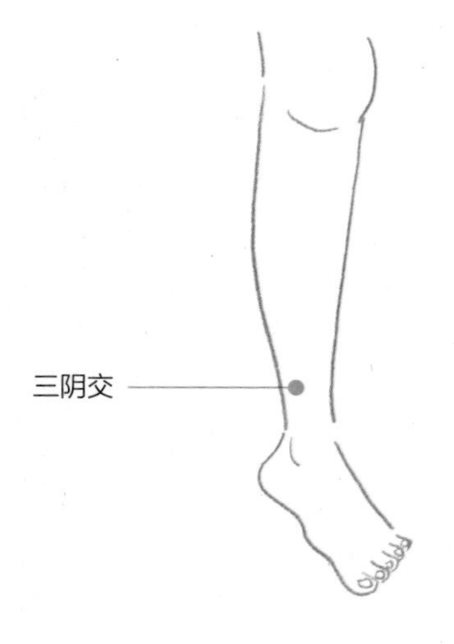

足三里

从外膝眼往下 4 横指宽处。

三阴交

从内侧脚踝最高点沿着胫骨往上移 4 横指宽处，位于骨头的后缘。

消除恼人的粉刺

粉刺多发于面部，成因有便秘、月经不调、过食油腻食物、睡眠不足、压力过大等。中医讲，“肌肤是内脏的镜子”。粉刺在面部的位置，反映人体内部的健康状况。

a 嘴巴区域　这个区域粉刺反复发作，多提示心脾蕴热。常伴有口腔溃疡、牙龈出血、腹胀、食欲不振等表现。

b 额头、下巴区域　对于女性来说，如果出现月经来迟、经血不畅等情况，会使得本应通过月经排出的毒素积存在体内，导致起粉刺，皮肤也会变得粗糙。因月经问题导致的粉刺容易长在额头和下巴上，其根本原因在于血瘀。

c 眼皮、鼻子区域　吃太多脂肪含量多的食物或甜食，以及患有顽固性便秘者，多胃肠积热，就容易长粉刺，粉刺多长在眼皮、鼻子区域。另外，鼻子部位多发粉刺也提示有肺热。

d 脸颊区域　精神压力大的时候，脸颊区域会长粉刺，这是肝气不调的表现。

☑ 自我检查

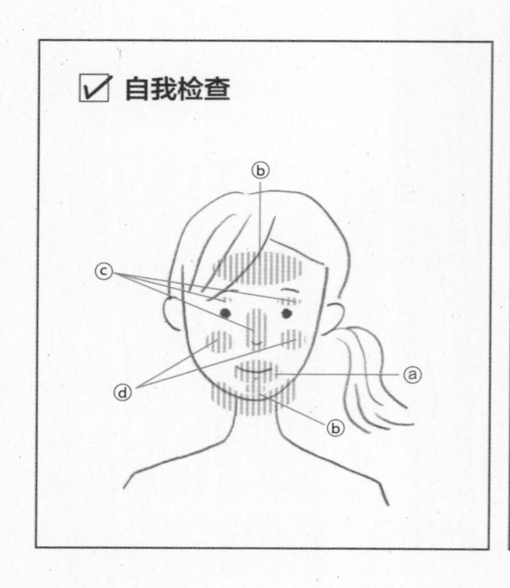

有效防治粉刺的中药

a类型　服用半夏泻心汤。如果有便秘或口腔溃疡的情况，就服用三黄泻心汤。

b类型　服用桂枝茯苓丸。伴有便秘时，服用桃核承气汤很有效。

c类型　服用排脓散。便秘严重时，加服三黄泻心汤。

d类型　服用逍遥丸。若有便秘症状，就服用丹栀逍遥丸；若食欲不振，消化不良，则服用加味逍遥丸。

防治粉刺的饮食方法

容易长粉刺的人，日常的饮食要注意少吃脂肪含量多的食物，多吃黄绿色蔬菜。含锌食物可以有效防止毛囊角化，促进上皮细胞增殖，在一定程度上调节汗腺分泌，从而促进粉刺的消除。芝麻、小米、莲子、核桃、花生、白萝卜、胡萝卜、南瓜、大白菜、牡蛎等富含锌。

防治粉刺的食物

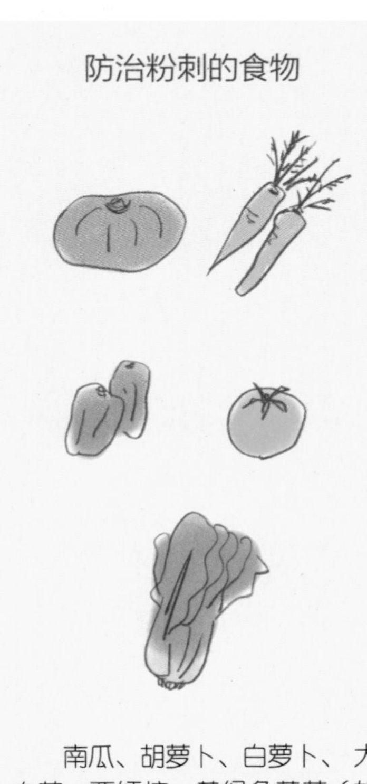

南瓜、胡萝卜、白萝卜、大白菜、西红柿、黄绿色蔬菜（如菠菜、芹菜）、木耳、莲子、核桃、花生等

长粉刺时要少吃的食物

鲜奶油、巧克力、甜点、坚果类、螃蟹、虾、鱼卵、肥肉、油炸食品等

防治粉刺
简单食谱

* 薏米黑木耳粥

美肌食材薏米与化瘀排毒的黑木耳搭配，可以有效防治粉刺。

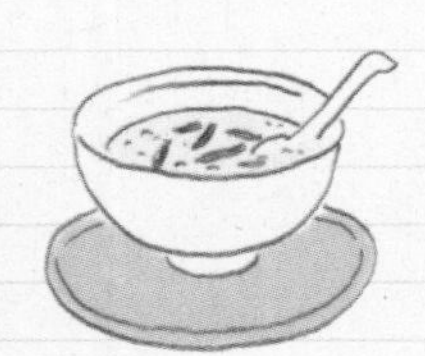

材料（2人份）

薏米	1大匙
白米	2大匙
黑木耳	4朵
盐	少许

做法

1. 将薏米用水浸泡一个晚上后，淘洗后备用；将黑木耳泡发后切丝。
2. 将适量的水倒进锅内煮沸后，放进黑木耳，煮滚后，再将黑木耳倒进滤网，锅中的水倒掉。
3. 将淘洗好的白米、360mL水、步骤1和2处理好的食材放进锅内，开大火煮沸后转小火，盖上锅盖煮30分钟左右。
4. 步骤3完成后，粥里加少许盐调味。

* 卷心菜芹菜汁

卷心菜能调整肠胃功能，芹菜能消除皮肤炎症，这是一款非常适合a类型人群的蔬果汁。

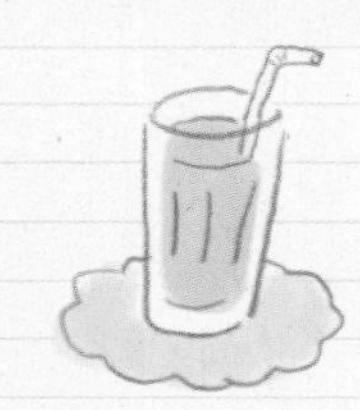

材料（2人份）

卷心菜	1/8颗
芹菜	1/2根
苹果汁	200mL

做法

将卷心菜和芹菜切成小块后，和苹果汁一起放进搅拌机中搅拌。

* 苦瓜豆浆

是特别推荐给c类型人群的美肌饮品。苦瓜可以抑制皮肤的炎症。

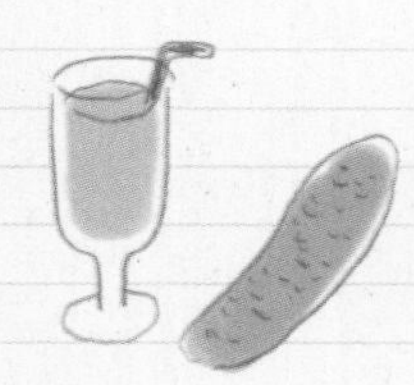

材料（2人份）

苦瓜	1条（约150g）
豆浆	300mL
香蕉	1根
菠萝（果肉）	30g
蜂蜜	1大匙

做法

1. 将苦瓜纵切成两半，去除瓜种后，再切成块。
2. 将香蕉剥皮后切成块。
3. 将切好的苦瓜、香蕉和剩余食材一起放进搅拌机中搅拌。

穴位自疗与小提示

前面已经说过，肌肤是内脏的镜子。因此通过对相关穴位进行按压或施灸，调整内脏的功能状态，就可以改善肌肤的状况。

请参见第120页的内容，选择适用的穴位吧：a类型——内庭穴；b类型——血海、三阴交穴；c类型——厉兑、合谷穴；d类型——肝俞、胆俞穴。

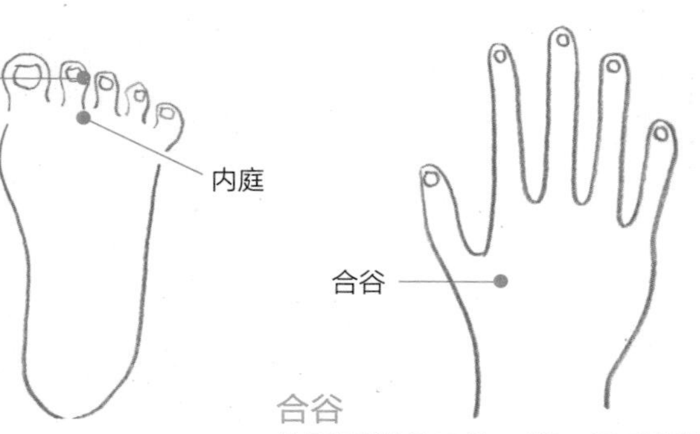

厉兑

足第2趾的趾甲根部（靠第3趾侧）。

内庭

足背第2、3趾趾缝间，趾蹼缘向足腕方向移半个拇指宽处，按之有凹陷。

合谷

位于手背虎口处。将一只手拇指的指关节横纹压在另一只手虎口处的指蹼缘上，弯曲拇指，拇指尖下即是穴位。

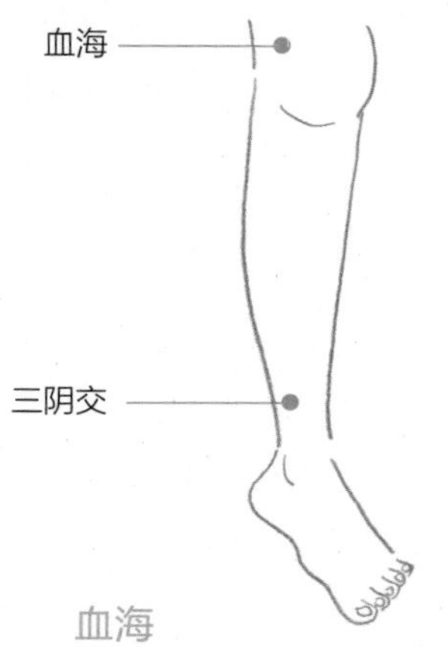

血海

请家人将左（右）手掌心对准你的右（左）膝顶端，拇指和食指成45°角，拇指指尖所在的大腿肌肉隆起处就是血海穴。

三阴交

从内侧脚踝最高点沿着胫骨往上移4横指宽处，位于骨头的后缘。

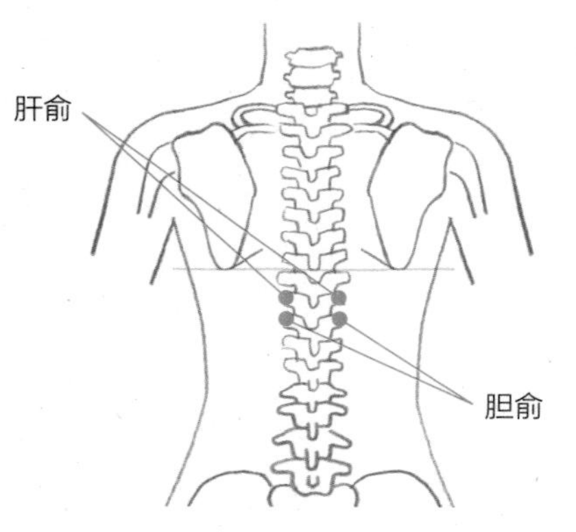

肝俞

从平行于两肩胛骨下缘的脊骨往下移2个脊骨，从该脊骨下缘向左右各移2横指宽处。

胆俞

从平行于两肩胛骨下缘的脊骨往下移3个脊骨，从该脊骨下缘向左右各移2横指宽处。

打造美肌除黑斑

皮肤的常见问题有长斑、松弛、黯淡等。黑色素沉淀形成色斑，角质层增厚导致皮肤黯淡，水分代谢不良导致肌肤松弛，这些都与肌肤的新陈代谢不良有重要关联。新陈代谢不良往往由血液循环不畅引起，而年龄增大、压力等都会影响正常的血液循环。因此，解决色斑等皮肤问题，最根本的就要从改善血液循环入手。这一点中西医的认识是相通的。具体可分以下几个类型进行针对性的调理。

a 血瘀 中医认为，血瘀（血液黏稠致循环不畅）使体内废物得不到及时处理，就会导致肌肤再生能力下降，出现一系列皮肤问题。平时宜吃一些洋葱、韭菜、茄子、黑木耳、三七叶、马齿苋、青背鱼类、鸭血、醋等通血排毒食材。

b 便秘 便秘是肌肤活力的大敌。一旦便秘情况改善，肌肤就会变得润泽亮丽。请参见“解决习惯性便秘”一节（第 90 页）。

c 水滞 水滞（水分代谢不良）是造成肌肤松弛的主要原因。饮食方面可食用红豆、绿豆、冬瓜、丝瓜、鲫鱼、蛤蜊以及海藻类等有利于水分代谢的食材，还可以饮用薏米茶。

自我检查

b 类型不用多说，而要判断自己是否属于 a 或 c 类型，可以参考下列项目。

a 类型的特征

□眼睛下方容易出现黑眼圈 □月经不调或痛经 □手脚冰冷 □容易上火 □肩膀酸痛 □舌头发暗或有瘀斑，或舌下静脉迂曲紫暗

c 类型的特征

□肌肤没有弹性 □觉得浑身疲惫 □有时会恶心想吐 □容易腹泻

能有效打造美肌的中药

a 类型 服用能活血化瘀、促进血液循环的桂枝茯苓丸。

b 类型 排便困难，好不容易排出的粪便也很黑……有宿便困扰的人可服用三黄泻心汤或防风通圣丸。

c 类型 可服用改善水分代谢的越婢加术汤。兼有血瘀情况的，可加服当归芍药散。

有助美肌的饮食方法

避免摄取刺激性强的食物，多食用黄绿色蔬菜。特别是促进血液循环、消除便秘的食物，对于皮肤的健康很有益处。脂肪和糖含量高的食物会使皮脂分泌过剩，应注意少吃。

美肌效果好的食物

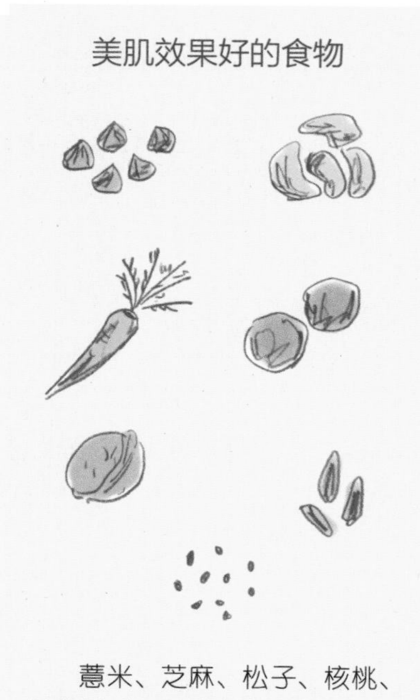

薏米、芝麻、松子、核桃、黑枣干（一天最多吃三颗）、枸杞、胡萝卜、冬瓜、丝瓜、茄子、木耳、海藻类、甲鱼、青背鱼类、番红花等

减少食用的食物

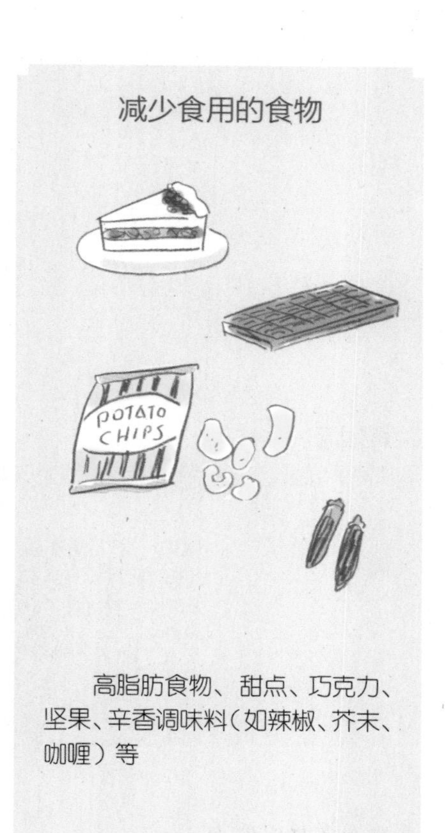

高脂肪食物、甜点、巧克力、坚果、辛香调味料（如辣椒、芥末、咖喱）等

美肌食材：薏米

薏米是能促进肌肤新陈代谢，有效消除皮肤黯淡及松弛的食材，可以和红豆、白米一起煮粥。

中医认为，薏米具有健脾祛湿的作用，可改善体内水循环，调理肠胃，对去痘、去疣以及消除浮肿有较好效果，使肌肤润滑有光泽。

提升美肌力
简单食谱

* 蚕豆煮胡萝卜

蚕豆也是能促进水分代谢的食材，有助于改善肌肤松弛。

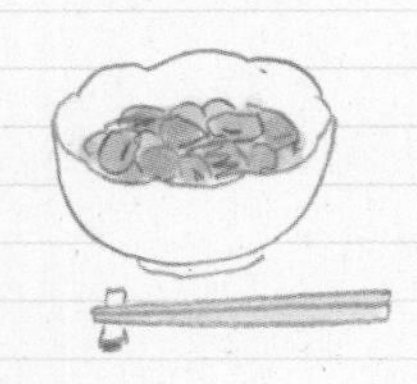

材料（2人份）

蚕豆	20颗
胡萝卜	4cm
鸡腿肉	50g
高汤	180mL
酱油	1大匙
味淋	1大匙

做法

1. 在蚕豆皮上划几刀，以防蚕豆变皱。
2. 以十字切法将胡萝卜切成4块，事先煮好；将鸡腿肉切成蚕豆大小的肉块。
3. 将步骤1和2的食材、高汤、酱油、味淋放进锅内，开火煮沸后转小火，等到食材煮熟后就完成了。

* 韭菜鱼翅汤

有清除瘀血作用的韭菜和软骨素含量丰富的鱼翅搭配，是特别适合α类型的汤品。

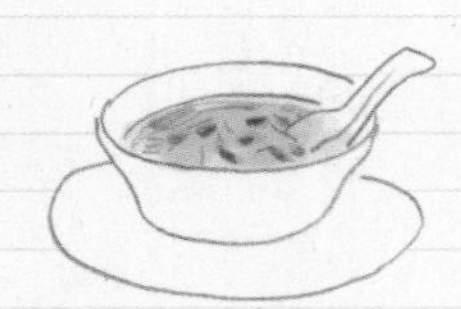

材料（2人份）

韭菜	1把
鱼翅汤（罐头）	400mL
生姜	5g
蛋清	1颗蛋量

做法

1. 将韭菜切成2cm长段，生姜磨成泥。
2. 将鱼翅汤和步骤1的韭菜放进锅内煮。
3. 煮沸后加入步骤1的生姜泥和打散的蛋清，关火。

* 白木耳&无花果甜点

这是将通便食材无花果配上美肌食材白木耳，做成的具有亚热带风味的甜点。

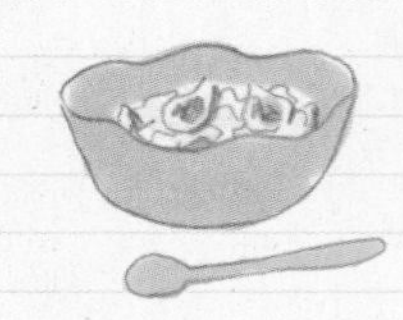

材料（2人份）

无花果	1颗
白木耳	2g
蜂蜜	1大匙

做法

1. 将白木耳用360mL水泡一个晚上。
2. 将泡发好的白木耳切成容易食用的大小，和泡发用的水一起加热，煮到水量剩1/3。
3. 等到步骤2的食材变凉后，将蜂蜜溶入其中。
4. 将无花果切成小块，盛入容器里，再淋上步骤3的食材。

穴位自疗与小提示

不用说，充足的睡眠和适度的运动对美肌来说是非常重要的。同时，希望大家多按压能活血化瘀的血海、三阴交穴和能消除脸部浮肿的合谷、四白穴。此外，由于脸部及颈部穴位较多，因此推荐大家经常做脸部及颈部的按摩。

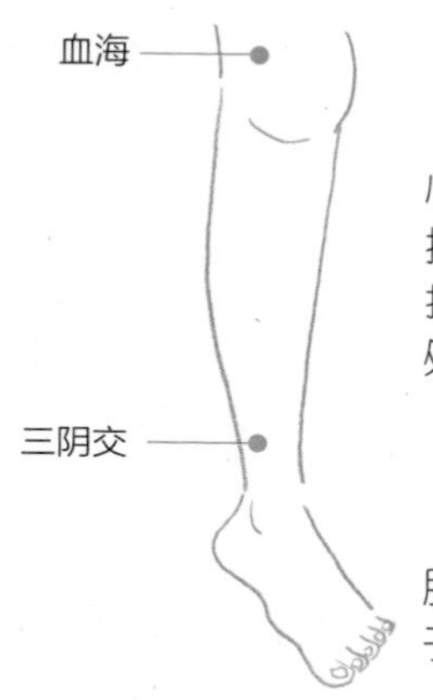

血海

请家人将左（右）手掌心对准你的右（左）膝顶端，拇指和食指成 45° 角，拇指指尖所在的大腿肌肉隆起处就是血海穴。

三阴交

从内侧脚踝最高点沿着胫骨往上移 4 横指宽处，位于骨头的后缘。

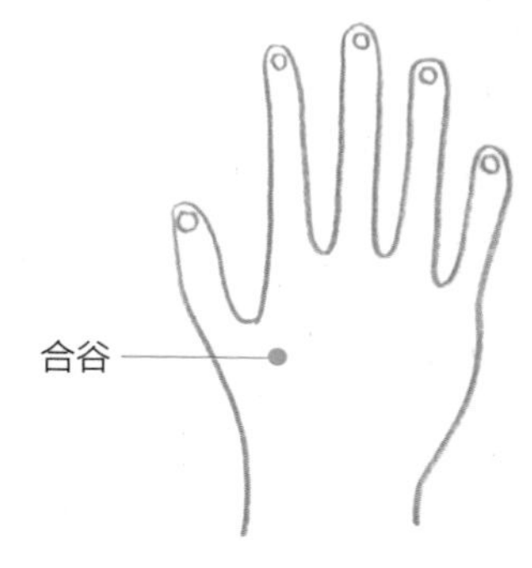

合谷

位于手背虎口处。将一只手拇指的指关节横纹压在另一只手虎口处的指蹼缘上，弯曲拇指，拇指尖下即是穴位。

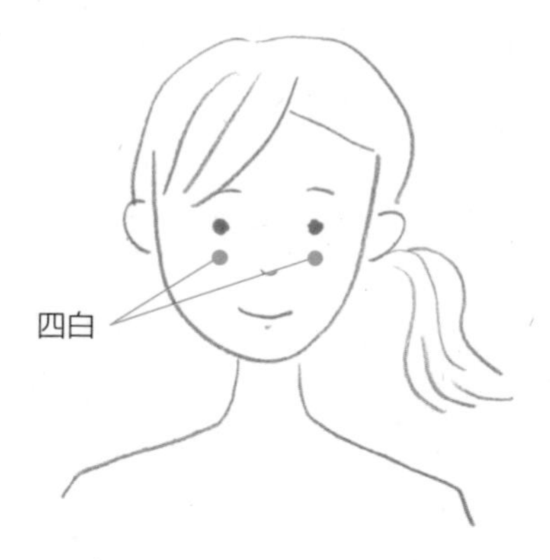

四白

位于目视前方时瞳孔正下方，从眼眶骨往下 1 拇指宽处，按之有凹陷。

按摩动作过猛会导致肌肤受伤，因此只要轻轻抚摸即可。

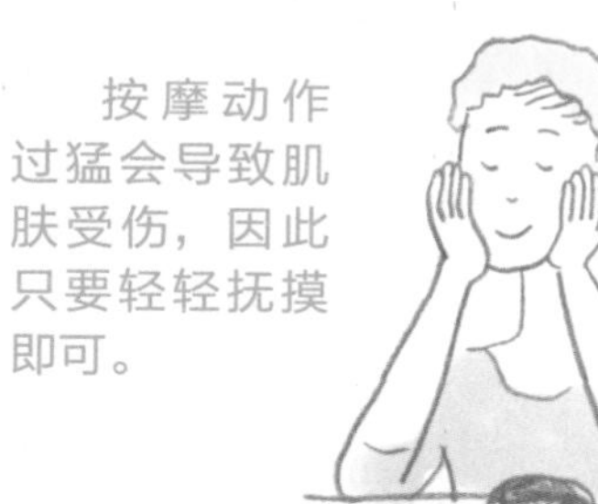

将润肤油或按摩霜涂在脸上，使肌肤变润滑后，再用指腹以旋转的方式从上至下抚摸整张脸，然后从耳朵下方沿着颈部肌肉抚摸至锁骨处。

养成健康好脸色

就算面部没有长异物，也没有皱纹，如果脸色不好，也会给人没有精神的印象。而且，脸色与自身体质相关，也是体现身体内部状态的征兆，因此为了了解自己的身体状况，最好养成观察脸色的习惯。以下是脸色异常的常见类型。

a 脸色泛黑　这是一种皮肤营养很差的状态，有时候还会有皮肤发痒或发热的感觉，往往伴有黑眼圈，唇色阴暗。提示肾虚体质。

b 脸色发青泛黄　此种脸色一般显得面容憔悴，多伴有倦怠懒言、食欲不振、失眠健忘等。提示脾胃虚弱。

c 脸色发青泛白　通常伴有皮肤干燥，或有脱屑，脸部皮肤缺少光泽，有贫血倾向。提示血虚体质。

d 脸色浊黑　患有哮喘病、慢性阻塞性肺疾病以及呼吸系统功能虚弱的人，脸部皮肤容易发黑，而且像蒙着一层灰尘。

e 脸色暗红　常伴有脸部色斑、舌底静脉迂曲紫暗，脸容易因为上火而燥热，兼有双脚冰冷或妇科问题。提示血瘀体质。

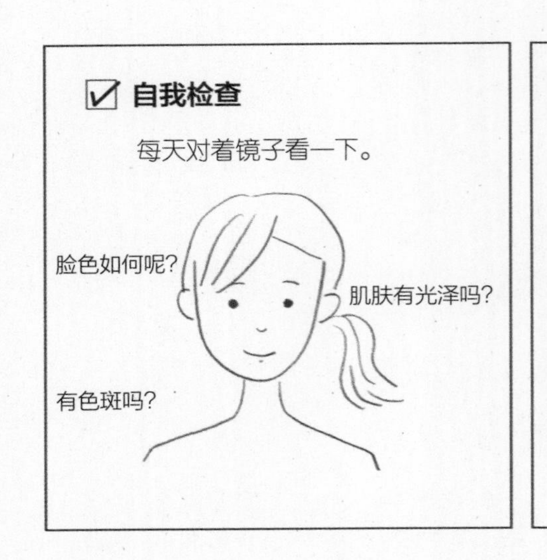

有效改善脸色的中药

a类型　服用肾气丸，益肾补气。

b类型　服用归脾丸或人参养荣汤，健脾益气。

c类型　服用四物汤或当归芍药散、十全大补汤，补养气血。

d类型　需调整呼吸系统功能，可参见“调理哮喘体质”一节（第66页）。

e类型　服用温清饮化瘀解毒。若伴有便秘，则可服用桃核承气汤。

改善脸色的饮食方法

在每天的饮食生活中积极摄取能改善体质、让脸部充满光泽的食材吧！

对 a 类型人群有益的食物

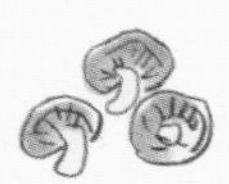
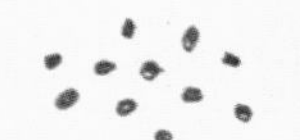
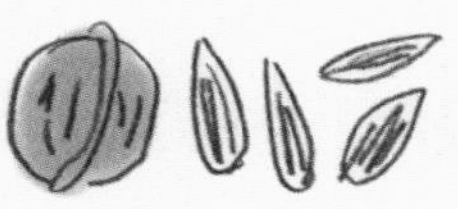
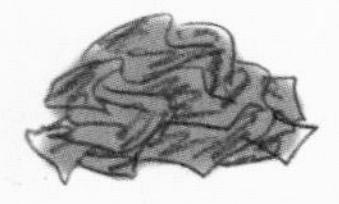

黑豆、黑米、黑芝麻、桑葚、核桃、松子、香菇、牡蛎、海参、裙带菜等

对 b 类型人群有益的食物

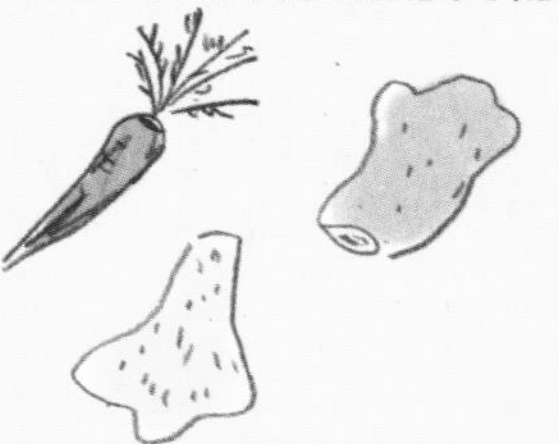

胡萝卜、山药、南瓜、卷心菜、薏米、生姜、大枣、小米等

对 c 类型人群有益的食物

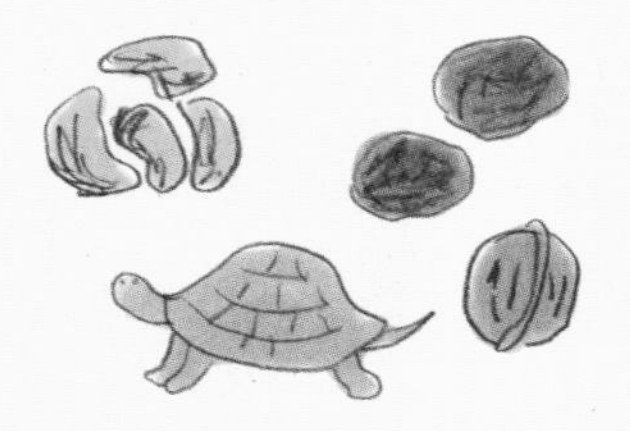

动物肝脏、甲鱼、菠菜、黑枣干、葡萄干、核桃等

对 d 类型人群有益的食物

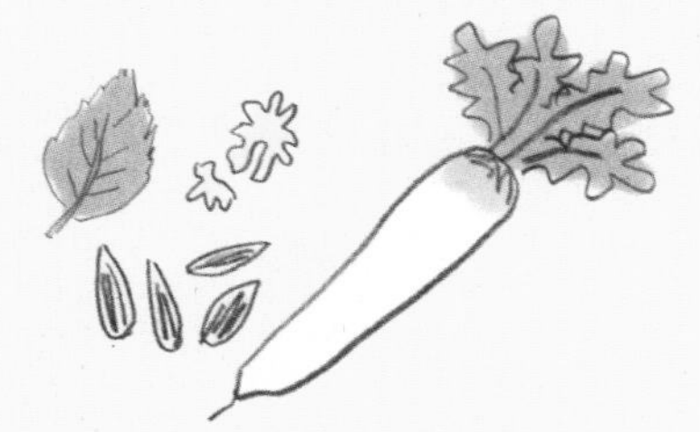

梨汁、银耳、紫苏、银杏、松子、白萝卜、莲藕、荸荠

对 e 类型人群有益的食物

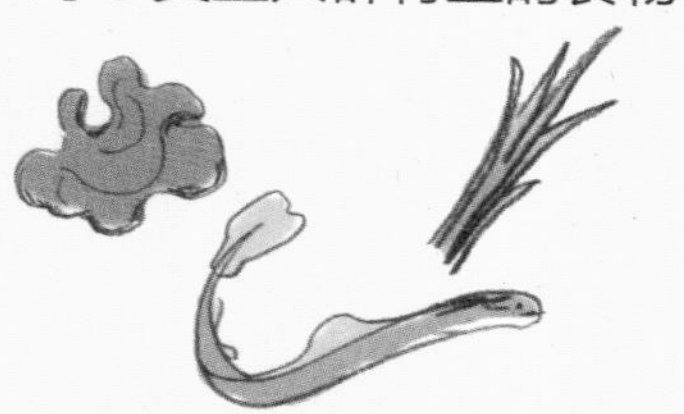

番红花、黑木耳、洋葱、韭菜、茄子、鳗鱼、鸭血等

改善脸色
简单食谱

* 魁蒿葛粉拌黑豆

这是一款能补血、促进血循环、排出多余水分的料理。

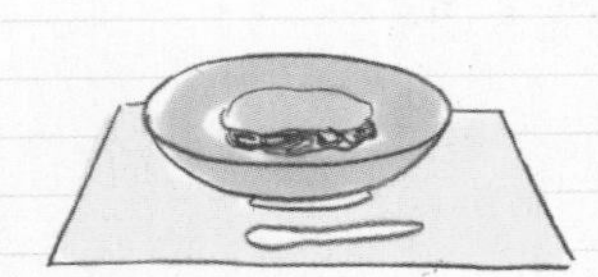

材料（2人份）

黑豆	30粒
魁蒿粉	2g
葛根粉	1大匙
高汤	200mL
味淋、酱油	各1小匙

做法

1. 将黑豆用水浸泡一个晚上。
2. 将泡好的黑豆煮约1小时；高汤煮好，放凉。
3. 将葛根粉及魁蒿粉拌匀，一点一点加入高汤，同时搅拌，以防结块。
4. 在步骤3的食材中加入味淋、酱油，加热煮稠。待煮出透亮感后，再煮3分钟。
5. 在步骤4的食材中加入煮好的黑豆，拌匀。

* 甲鱼汤杂炊粥

营养丰富，健胃整肠，提升体力，改善脸色。

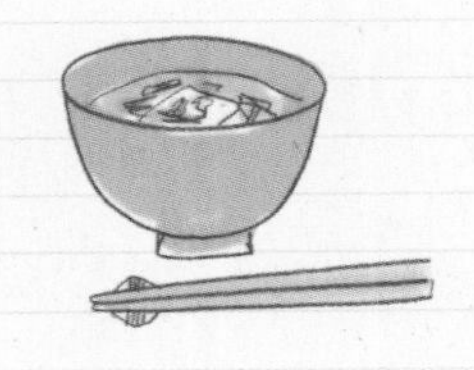

材料（2人份）

麻薯饼	2个
白萝卜	30g
鸭儿芹	1/4把
甲鱼汤（罐头）	400mL
盐	1/3小匙
酱油	2小匙

做法

1. 将麻薯饼切片，稍微烤一下；白萝卜切成短条状；鸭儿芹切成3cm长段。
2. 将甲鱼汤和白萝卜放进锅内，煮沸后转小火，等到白萝卜煮熟后加入盐、酱油。
3. 将步骤1的麻薯饼和鸭儿芹放进碗内，再倒入步骤2的食材。

* 蒜头炖羊肉

本料理特别适合有贫血倾向的人，有助于促进血液循环，温暖身体。

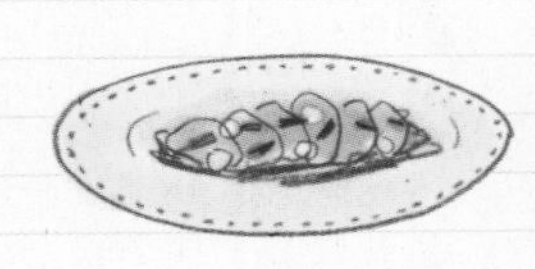

材料（2人份）

羊肉		100g
生姜		2g
蒜头		1瓣
胡萝卜		20g
白萝卜		30g
洋葱		1/6颗
韭菜		1/4把
A	酒	3大匙
	酱油	2大匙
	味淋	2大匙

做法

1. 将羊肉切成6等份，生姜、蒜头切成薄片，胡萝卜、白萝卜以十字切法切成4块，洋葱、韭菜切成3cm左右长段。
2. 将500mL水加入锅内，放进除韭菜、A以外的所有食材，煮约30分钟。中途水变少了，需随时添水。
3. 等到羊肉煮软后，加入韭菜、A，煮沸后，即可关火。

穴位自疗与小提示

a 类型的人可对足三里、行间、涌泉穴进行指压或灸疗；b 类型的人选脾俞、胃俞、足三里穴；c 类型的人选肝俞、胆俞、涌泉穴；d 类型的人选肺俞、身柱穴；e 类型的人选血海、三阴交穴。

肺俞

身柱穴往左右各旁移2 横指宽处。

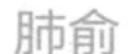

肝俞

从平行于两肩胛骨下缘的脊骨往下移 2 个脊骨，从该脊骨下往左右各移 2 横指宽处。

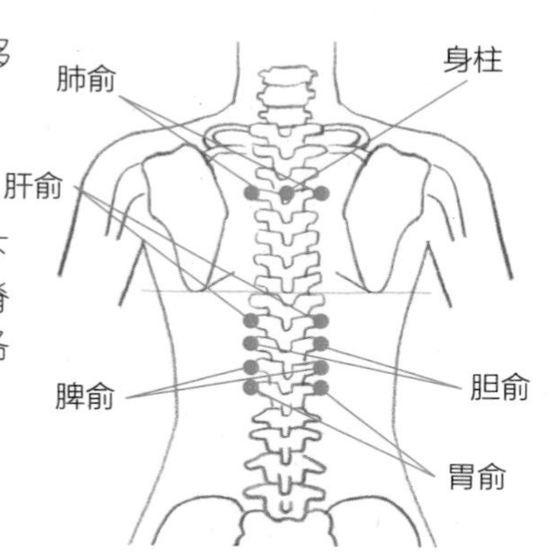

身柱

从低头时颈后最突出的骨头往下数第 3 个脊骨，其下缘凹陷处。

胆俞

从肝俞穴下移 1 个脊骨的距离。

脾俞

从胆俞穴下移 1 个脊骨的距离。

胃俞

从脾俞穴下移 1 个脊骨的距离。

血海

请家人将左（右）手掌心对准你的右（左）膝顶端，拇指和食指成45°角，拇指指尖所在的大腿肌肉隆起处就是血海穴。

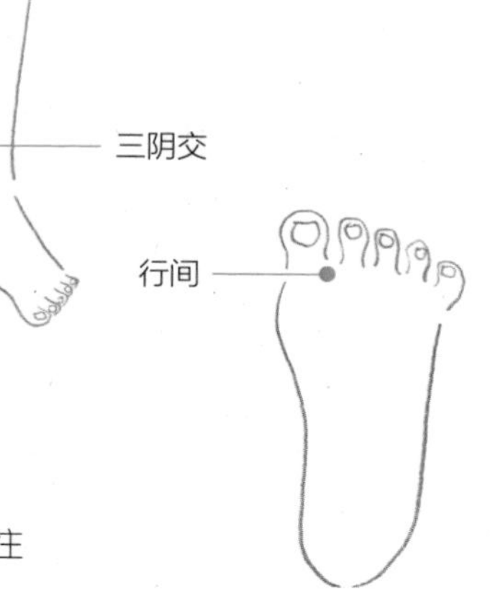

三阴交

从内侧脚踝最高点沿着胫骨往上 4 横指宽处，位于骨头的后缘。

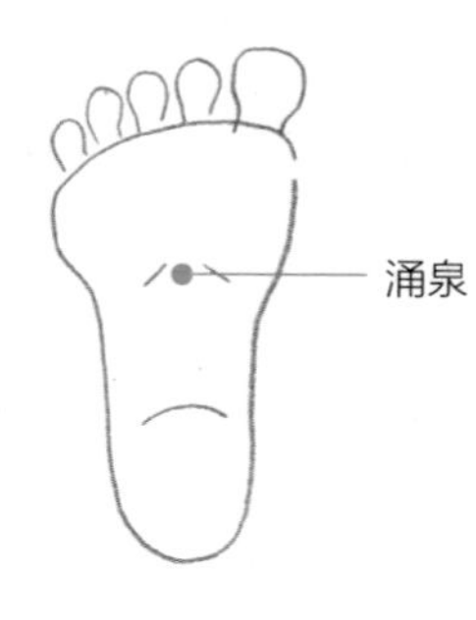

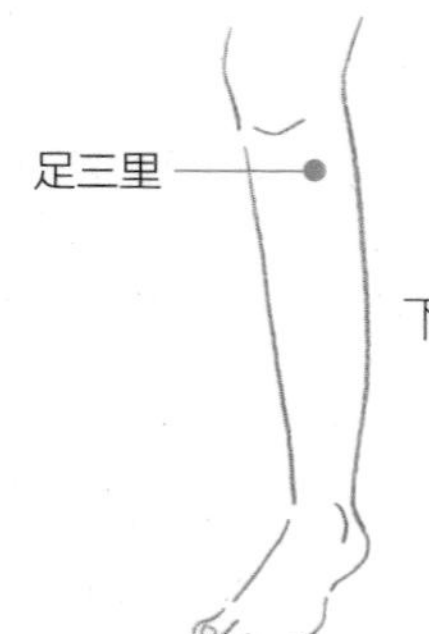

足三里

从外膝眼往下 4 横指宽处。

行间

足第 1、2 趾趾缝间，趾蹼缘向足腕方向移半个拇指宽处，按之有凹陷。

涌泉

足5趾屈曲时，足底掌心前部凹陷处。

头发烦恼一扫光

年龄大了，头发变得稀疏、白发有所增多，是很正常的。但是有不少人年纪轻轻便脱发、生白发，给人年老的印象，就会因此烦恼。当然，有些人是因为遗传因素而容易脱发、长白头发。如果情形并非如此，那么从中医的角度来讲，问题的原因可能是下列几项。

a 气循环不良　精神压力与头发健康有很深的关系，比如圆形脱发（斑秃）多是因为精神压力大引起的。精神压力大或者精神过度紧张的人，气循环会变得失常（气滞），进而影响头部的血液循环，出现脱发和生白发的现象。

b 血循环不畅　中医认为，头发与血有着紧密的联系，称头发为“血之余”。如果血循环不畅（血瘀），头皮和头发得不到充分的滋养，就容易脱发或生白发。

c 肾功能减弱　中医讲，“肾者，其华在发”。随着年龄的增长，肾中储藏的精气会逐渐丧失，引起各种老化现象的发生，而脱发和生白发便是其中之一。另外，有时患大病也会导致肾功能的减弱（肾虚）。

自我检查

a 类型的特征

□曾感受到强烈的压力　□睡眠不足　□在个性上容易在意、迁就别人的看法

b 类型的特征

□手脚冰冷、头面潮热　□常感到烦躁　□肌肤干燥，容易起瘀斑　□伴有头痛、肩膀酸痛

c 类型的特征

□容易受惊吓或恐惧　□腰膝酸软无力　□夜间尿频

解决头发烦恼的中药

a 类型　服用改善气循环、促进头皮健康的桂枝加龙骨牡蛎汤。若同时有便秘问题，就服用柴胡加龙骨牡蛎汤。

b 类型　服用能改善头部血循环的桂枝茯苓丸。若有便秘情况，则可服用桃核承气汤。如果同时有头皮屑产生，就服用十味败毒汤化瘀解毒。

c 类型　服用可强肾生发的八味地黄丸。

解决头发烦恼的饮食方法

少吃会造成血瘀的食物，积极摄取能提高肾功能的食物吧。

有益头发健康的食物

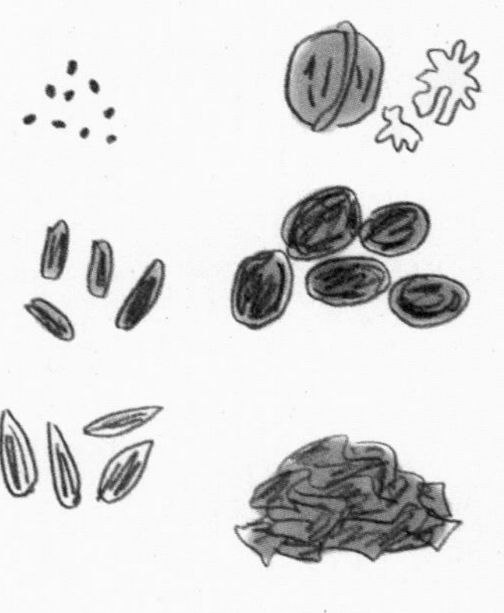

芝麻、核桃、枸杞、黑豆、南瓜子、海藻类（如海带芽）等

注意 芝麻、核桃、枸杞、黑豆具有提高肾功能的作用。南瓜子富含锌、铁等矿物质以及维生素E、维生素B_1、维生素B_2等能有助头发生长的营养成分。

为了头发健康应少吃的食物

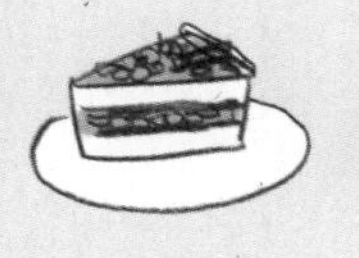

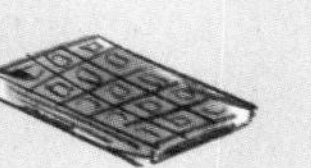

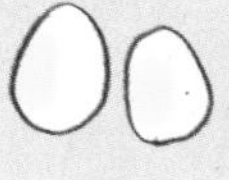

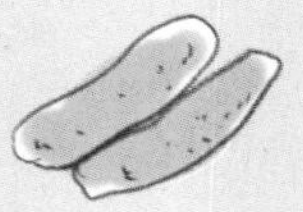

甜点、巧克力、鸡蛋、鱼卵类（如鳕鱼子）等

注意 鸡蛋应避免每天吃，最多1周吃3次，每次1个。

要吃就吃黑芝麻

芝麻主要有黑芝麻、白芝麻两种，两者营养成分的差异并不大，但黑芝麻表皮含有能防止头发老化的花青素，而且中医认为黑芝麻能强肾、补血，不仅对头发好，对于皮肤健康也有益，所以建议大家吃黑芝麻。

黑芝麻是料理中的名配角。黑芝麻凉拌料理就不用说了，炒菜时也可以用黑芝麻来提香。此外，可以将烤过的黑芝麻捣碎，和盐一起拌成“芝麻盐”，撒在饭菜上吃。

帮助养发简单食谱

* 黑芝麻饮品

养发强力好帮手“芝麻”的特制饮料。

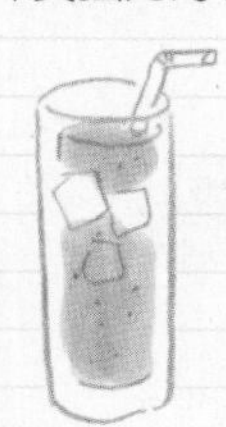

材料（2人份）

黑芝麻	4大匙
豆浆	300mL
蜂蜜	2大匙

做法

将所有材料放进搅拌机中搅拌。

* 南瓜子零食

南瓜子含有的锌具有防止白发生成的效果，也很适合当零食或下酒菜。

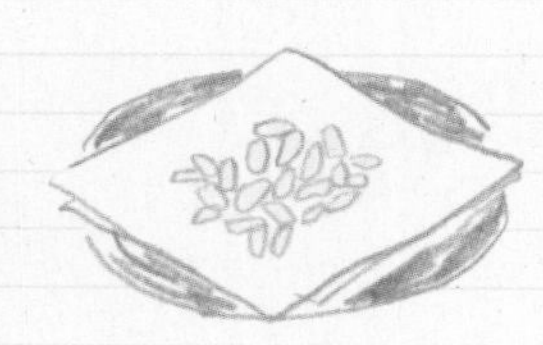

材料（2人份）

南瓜子	半个南瓜的量
盐	少许

做法

1. 将南瓜子用水浸泡2小时，然后将附在瓜子上的瓜肉屑彻底清洗掉。
2. 将处理好的南瓜子风干一天。
3. 用平底锅干炒南瓜子。食用时可按个人喜好撒少许盐。

* 黑豆核桃丁香煮

这是有助提升肾功能，防止掉发、长白发的料理。特别推荐给 c 类型的人。

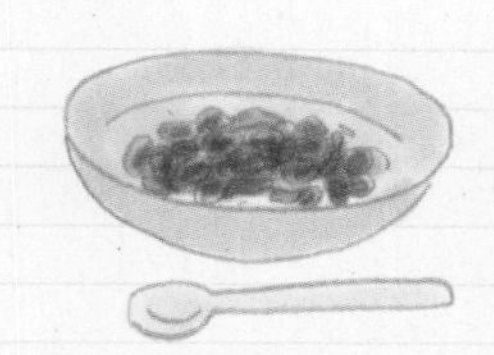

材料（2人份）

黑豆	20颗
核桃仁	3颗量
丁香	2个
鸡骨高汤素	少许
酱油、砂糖	各2小匙

做法

1. 在锅中倒入400mL水和黑豆，将黑豆浸泡1个晚上。
2. 将丁香和核桃仁放入步骤1的锅中，煮30~40分钟。
3. 等到黑豆煮软后，加入砂糖、酱油、鸡骨高汤素调味。

穴位自疗与小提示

头部血液循环差的人，多半也有肩颈酸痛的问题，大家可以依照百会穴→肩井穴→涌泉穴的顺序进行按压或灸疗。此外，用类似敲打的方式对头颈部进行按摩也能发挥效果。

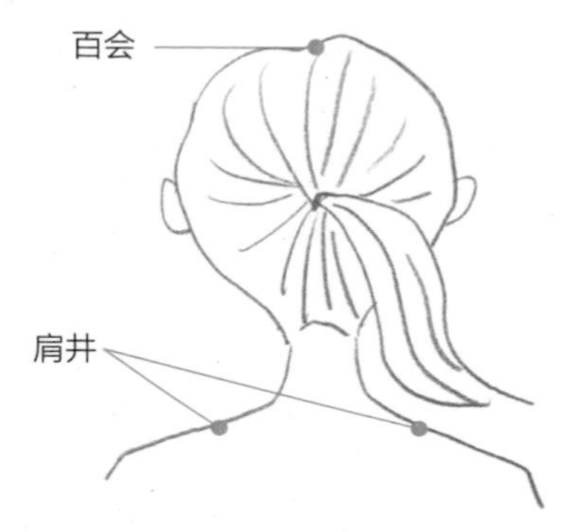

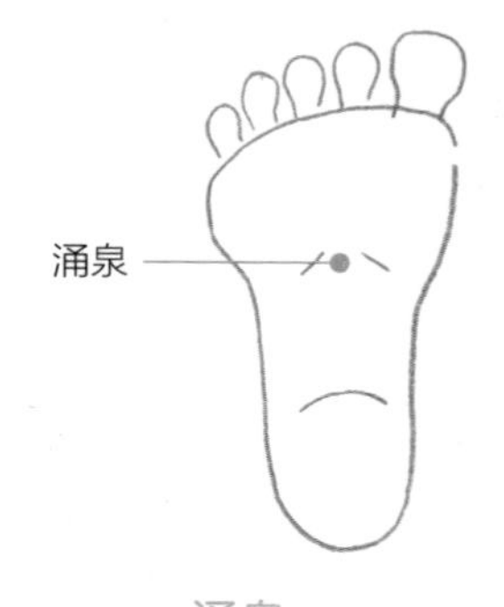

百会

头部正中线与两耳尖连线的交点处。

肩井

从后颈根部往左右各移3横指宽处，约位于肩膀中央最隆起的部位，与乳头在一条垂直线上。

涌泉

足5趾屈曲时，足底掌心前部凹陷处。

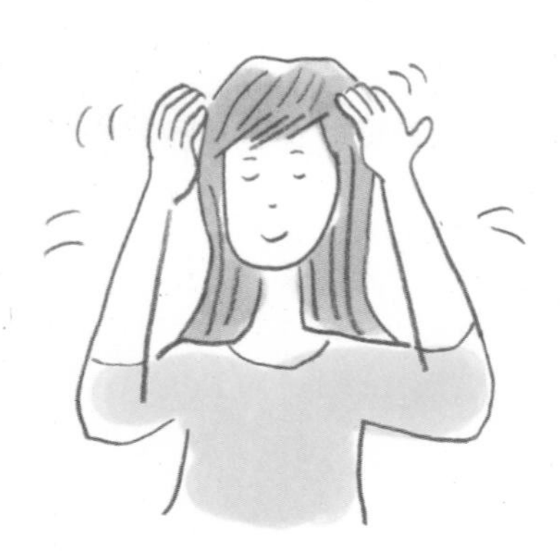

用指腹轻轻敲打整个头皮，给予刺激。

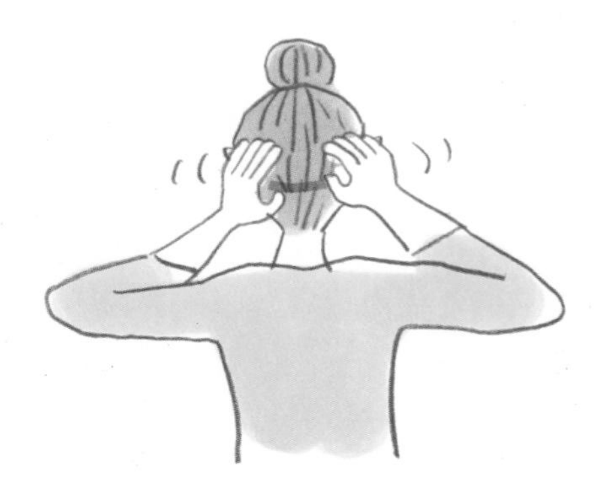

按压头盖骨下缘，促进头部的血液循环。

颈肩酸痛巧缓解

人类通过直立行走解放了双手，创造出璀璨的文明。作为这种进化的代价，人的脖子和肩膀必须承担支持头颅的任务。并且，肩膀还要支持解放出来的双手的运动。因此颈肩肌肉容易出现紧绷、沉重、疲惫的状态，导致酸痛的发生。

中医将颈肩酸痛分为以下几个类型。

a 气滞型　有的人因为精神压力增大而变得焦躁不安、精神紧张，就会容易出现颈肩酸痛，这是由气的运行不畅导致颈肩部经络不通引起的。常伴有情绪低落、头痛、失眠等。

b 血瘀型　此类型多与长时间坐在电脑前等长久保持一种姿势不动，导致颈肩部血循环不畅有关。通常颈肩部的肌肉会变得僵硬，常伴有皮肤容易起青斑、舌底静脉迂曲紫暗等。女性可伴有痛经、经期颈肩酸痛加重。

c 外邪侵入型　久居湿地，感受风寒等，会导致颈肩部肌肉气血运行不畅，引起酸痛，如“空调病”、风湿性肌肉纤维炎等。感冒初期有时也会出现颈肩酸痛的情况。

☑ 自我检查

快速地耸肩、放松，缓解颈肩僵硬。然后慢慢地向右转动脖子，接着再转向左边、上方、下方。若有某个地方感觉转动困难，或是动辄疼痛，就要注意了！首先要避免身体受寒，特别是颈肩部，再请对照上述类型进行自我判断。

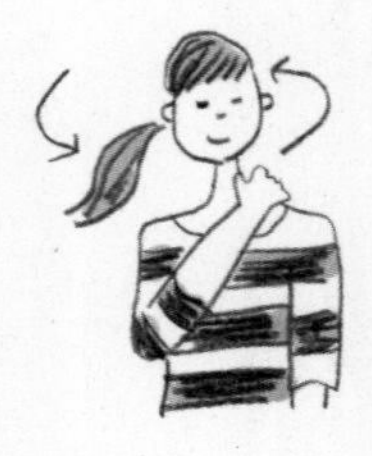

有效缓解颈肩酸痛的中药

a类型　因焦虑或精神不安导致颈肩酸痛、头痛，并伴有头晕、失眠者，可以服用加味逍遥散。

b类型　可以服用桂枝茯苓丸，其尤其适用于颈肩酸痛经期加重，伴有痛经或闭经，手脚发凉等症状者。

c类型　可以服用葛根汤，解痉止痛，其对落枕也有疗效。

缓解颈肩酸痛的饮食方法

无论对于哪种类型的颈肩酸痛，都推荐吃一些能暖体、促进全身血液循环的食物，如葛根、肉桂、生姜。红花和番红花都具有很好的活血化瘀的效果，可以拿五六根放入杯中，冲入热水饮用，或将其打入鸡蛋液中煎食。

能缓解颈肩酸痛的食物
葛根粉、大葱、生姜、肉桂、紫苏、番红花、红花等

加重颈肩酸痛的食物
巧克力、甜品、冷饮、生食菜品等

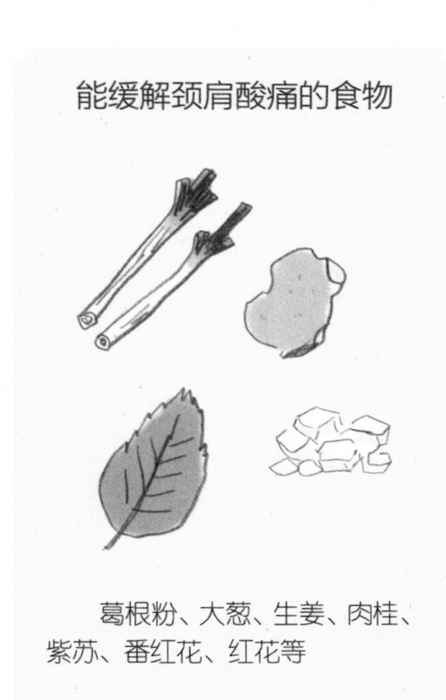

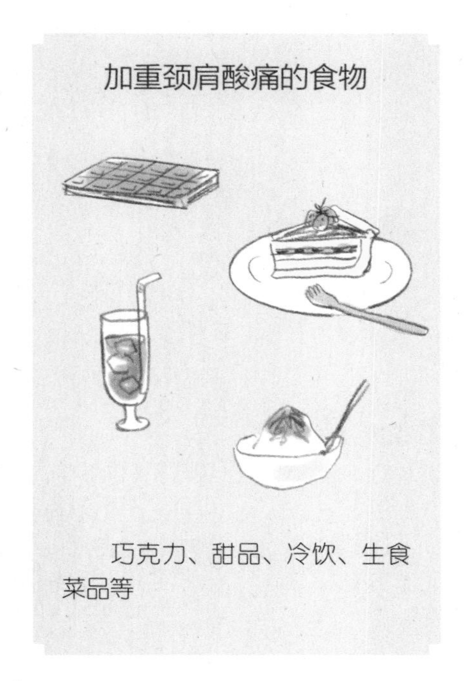

轻松自制葛根汤

葛根自古以来就被用于治疗颈肩僵硬、酸痛。葛根粉可以在勾芡料理中使用，或与热水一起泡成葛根茶饮用。在葛根汤中加入适量肉桂和生姜来食用，效力更强。在第 72 页的“大葱姜汤”中加入葛根粉，就变成简易的葛根汤。对于一焦虑就会颈肩酸痛的人，可以在葛根汤里放入一些行气安神的紫苏。如果伴有手脚发凉的情况，那么葛根紫苏韭菜粥就非常适合。

缓解颈肩酸痛简单食谱

* 紫苏羊肉锅

温通脉络的羊肉搭配行气安神的紫苏，可以改善气血循环，缓解颈肩酸痛。适合 a 类型的人。

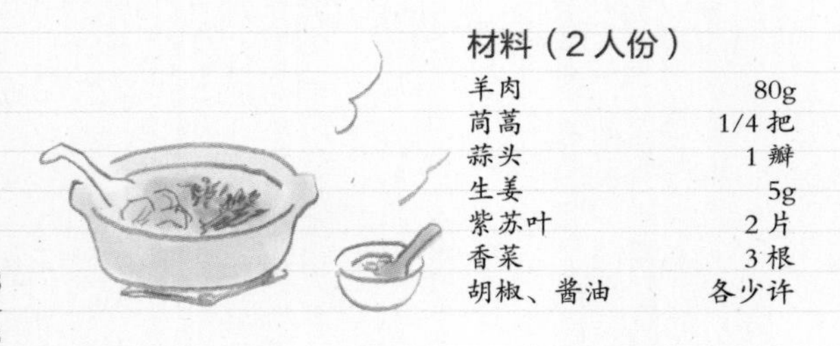

材料（2 人份）

羊肉	80g
茼蒿	1/4 把
蒜头	1 瓣
生姜	5g
紫苏叶	2 片
香菜	3 根
胡椒、酱油	各少许

做法

1. 将羊肉切成一口大小，茼蒿切成 2cm 长段，蒜头切薄片，生姜切丝。
2. 将 500mL 水和步骤 1 备好的食材放入锅内，开火煮。
3. 等到羊肉煮熟后，加入胡椒和酱油调味。
4. 再加入切碎的紫苏叶和香菜，煮滚后关火。

* 番红花肉桂热饮

活血化瘀的番红花和温阳发汗的肉桂，可以缓解颈肩酸痛。适合 b 类型的人。

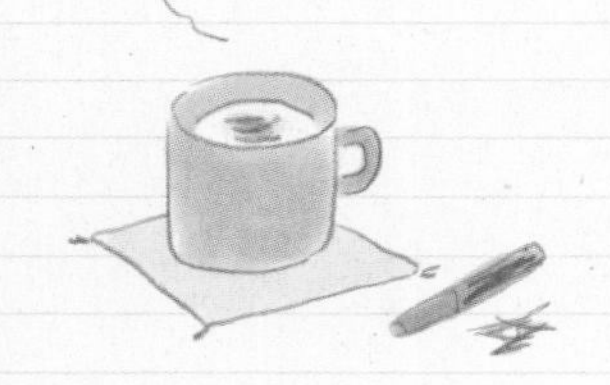

材料（2 人份）

番红花	10~15 根
肉桂粉	少许
蜂蜜	1 大匙

做法

1. 将 400mL 水倒进锅内，加入番红花熬煮。
2. 等到水量变成 1/2 后，加入蜂蜜，趁热撒上肉桂粉。

* 姜泥勾芡乌冬面

葛根和生姜能促进发汗，缓解颈肩部的肌肉僵硬与酸痛。适合 c 类型的人。

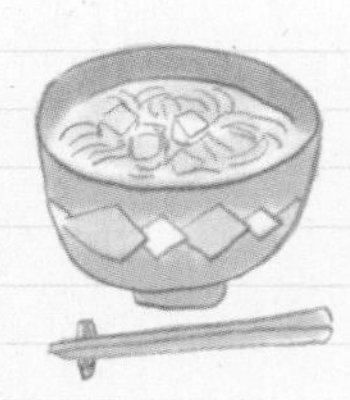

材料（2 人份）

生姜	2g
南瓜	60g
乌冬面	1 扎
高汤	400mL
淡味酱油、味淋	各 2 大匙
葛根粉	15g

做法

1. 将南瓜切成小方块，先煮好；生姜磨成泥；用水溶解葛根粉。
2. 将高汤倒进锅内，煮乌冬面。
3. 面汤煮沸后，加入淡味酱油、味淋调味，再加入步骤 1 的南瓜和生姜泥。
4. 再次煮沸后加入步骤 1 的葛根粉，煮至汤汁浓稠就完成了。

穴位自疗与小提示

在试图消除颈肩酸痛时，应同时对颈部、肩部、后背、手臂等区域进行整体调节，从而有助于顺畅颈肩部周围的气血循环。因此，可对肩井、大椎、厥阴俞、支正四穴进行按压或施灸。

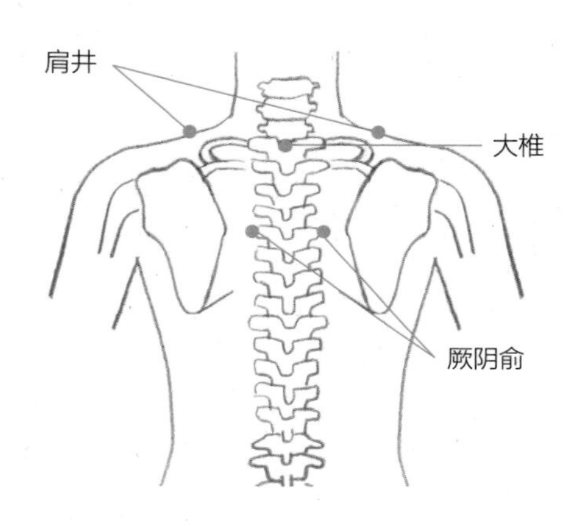

肩井

从后颈根部往左右各移 3 横指宽处，约位于肩膀中央最隆起的部位，与乳头在一条垂直线上。

大椎

人体后正中线上，低头时颈后突起的脊骨下缘凹陷处，约与肩平齐。

厥阴俞

从大椎穴往下移 4 个脊骨，再从该脊骨下往左右各移 2 横指宽处。

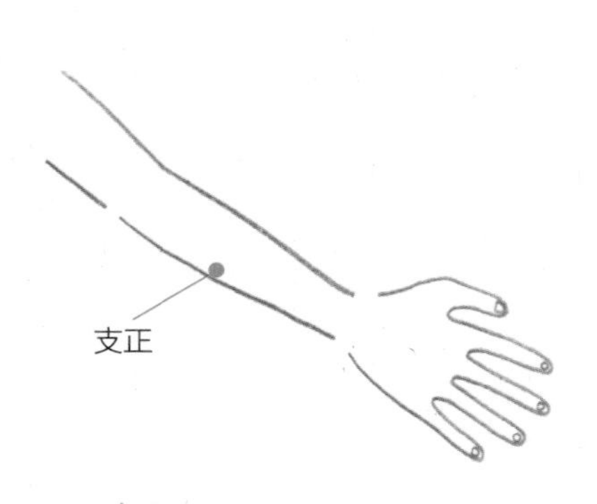

支正

手臂背面，约在手腕和手肘的中点，从手掌根小指侧沿骨头边缘往上 6 个手指宽处，骨缝间。

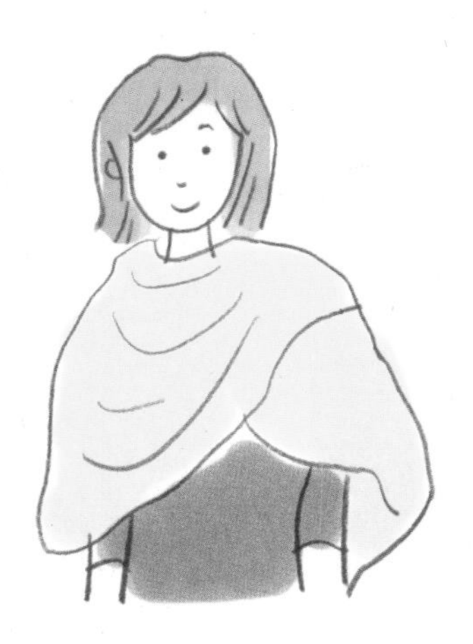

在人体抵抗力下降的时候，穴位会成为外邪入侵的通道。因此为了不让大椎、肩井、厥阴俞等穴位区域受风寒湿的侵袭而加重颈肩部的不适症状，可围披肩对这些部位进行保护。

减轻腰痛不求人

腰痛常常在一直保持固定姿势后突然起身，或突然拿起重物时发作。腰可以说是人体的“枢轴”，对于人体的活动非常重要。如果支撑腰椎的肌肉负担过重或过于疲劳时，就会发生腰痛的现象。受天气的影响人体气血循环变差时，也会引起腰痛。倘若不及时治疗，就会使腰痛反复发生，变成慢性疼痛。

根据腰痛的主要病因，中医将腰痛分为以下几个类型。

a 寒邪侵袭　天冷或受寒时会导致腰部肌肉的血循环不良，容易引起腰部的疼痛。

b 湿邪困扰　梅雨时节或秋雨绵绵等湿气较重的时期，如果人体水液代谢不畅，腰部肌肉会被湿邪所困，出现疼痛、麻痹等，还会伴有下肢浮肿的情况。

c 肾气不足　中医认为“肾主骨”“腰为肾之府”。随着年龄的推移，肾中的精气会变得不足，容易出现腰痛、腿脚变弱等，常伴有半夜跑厕所的次数增加。

自我检查

脱掉鞋子，脚底贴在地面，试着张开脚趾。如果无法张开脚趾，就代表脚部肌肉发展不平衡，将来有腰痛发生的可能。请参见第 143 页的相关内容，进行锻炼吧。

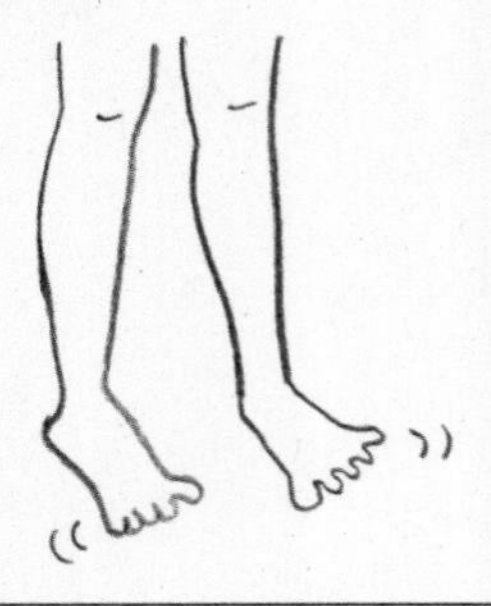

有效改善腰痛的中药

a类型　如果一受寒就会腰部疼痛，可以服用葛根汤或麻黄汤，缓解腰部肌肉紧张。如果是慢性腰痛，伴腰部怕冷，受寒后加重者，就服用温经散寒的桂枝加术汤。

b类型　服用利湿排浊的麻杏薏甘汤，其特别适用于慢性腰痛因环境湿度增高而加重，伴身体困重、倦怠者。伴有下肢浮肿者，可以服用防己黄芪汤。

c类型　服用八味地黄丸，有助提高肾功能。

改善腰痛的饮食方法

对于慢性腰痛或者一受寒就疼痛加重的情况，平时应该吃一些能暖体的食物。环境湿度一大腰痛就加重的人，可以吃有助水分代谢的薏米和红豆。因为年龄增长，肾气不足导致的腰腿痛，适宜吃黑豆。推荐将黑豆浸在烧酒中制成黑豆酒来喝（参见第 142 页）。

能缓解腰痛的食物

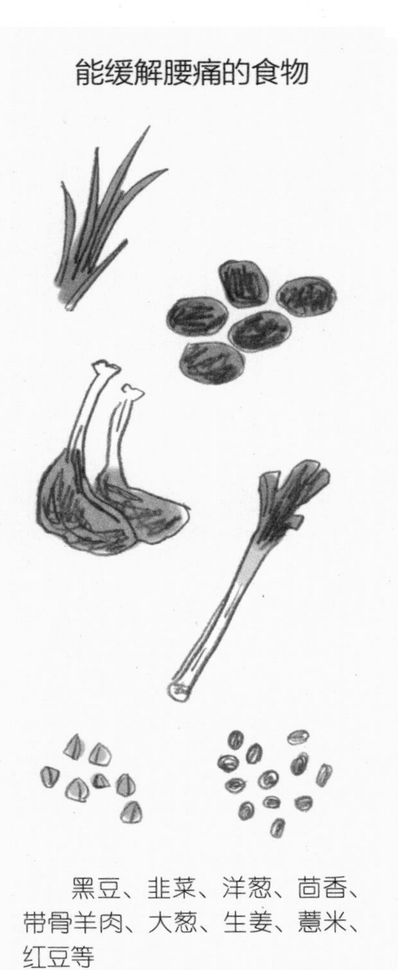
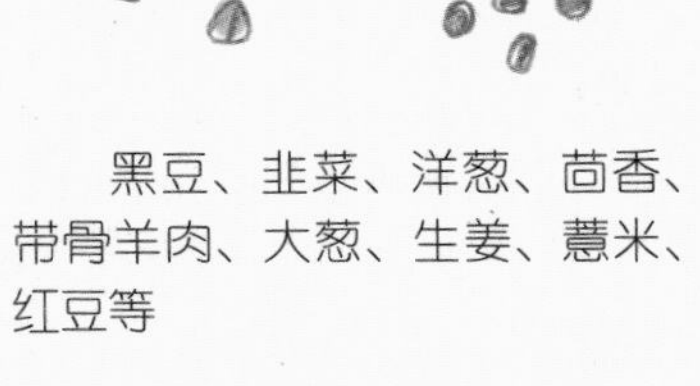

黑豆、韭菜、洋葱、茴香、带骨羊肉、大葱、生姜、薏米、红豆等

腰痛时应该慎食的食物

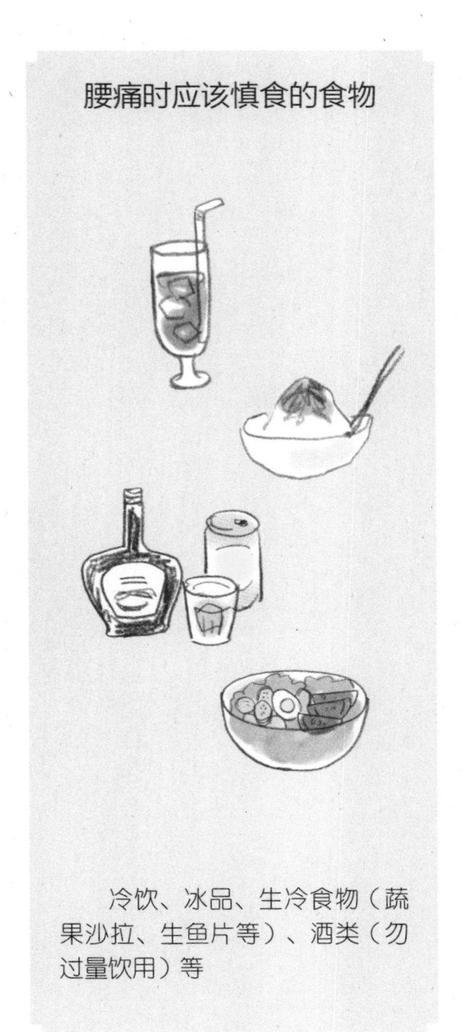

冷饮、冰品、生冷食物（蔬果沙拉、生鱼片等）、酒类（勿过量饮用）等

改善腰痛简单食谱

* 黑豆酒

简单却拥有超群效果！不擅饮酒的人可以将黑豆酒倒进锅内，用大火煮沸后再转小火煮 5~10 分钟，让酒精挥发，就比较容易入口了。

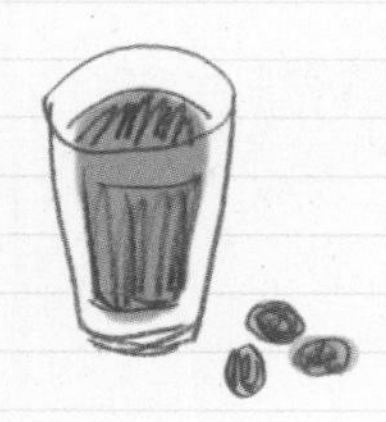

材料（2 人份）

黑豆	150g
烧酒	750mL

做法

1. 将黑豆用水轻轻洗过后，拿布巾彻底擦干水分，接着放入热好的平底锅内干煎 5~10 分钟。
2. 趁热将黑豆放进玻璃罐等耐热容器内，再注入烧酒，将容器密封好。夏季放置一个晚上，其他季节则放 3~5 天。
3. 用滤网过滤步骤 2 完成后的酒液，将过滤好的酒液装进密闭的玻璃瓶内，放入冰箱保存。

* 姜炖带骨羊肉

羊肉是治疗腰痛非常有效的食材，与生姜一起炖煮，温经散寒的作用更强。

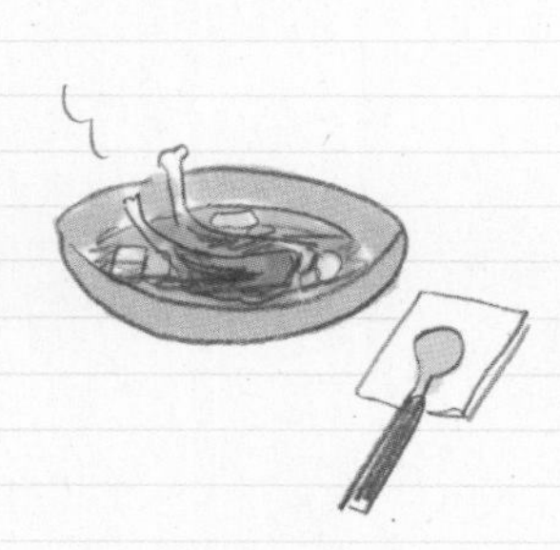

材料（2 人份）

羊肉（带骨）	100g
生姜	2g
蒜头	3 瓣
西红柿	1 颗
马铃薯	1/2 颗
洋葱	1/4 颗
色拉油	2 小匙
红酒	80 mL
盐、胡椒	各少许

做法

1. 将生姜、蒜头切薄片，西红柿、马铃薯、洋葱切成一口大小。
2. 将色拉油倒进锅内加热，放入羊肉，将其两面煎至带有焦色后，加入蒜片、姜片、马铃薯、洋葱拌炒。
3. 再在锅内加入红酒、400mL 水、西红柿，炖煮，等到羊肉变软后，加入盐、胡椒调味即可。

* 大葱薏仁粥

利水祛湿效果好的薏米，能改善水液代谢，缓解疼痛。

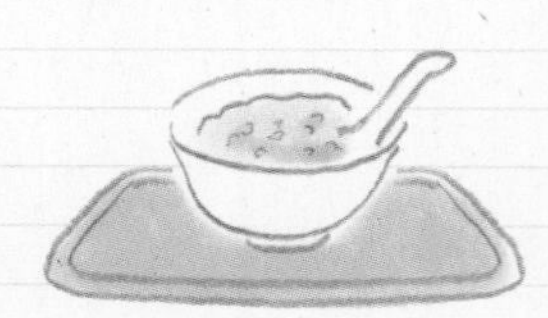

材料（2 人份）

薏米	1 大匙
白米	2 大匙
大葱	10cm
盐	少许

做法

1. 将薏米用水浸泡 1 个晚上，然后沥干水分备用。
2. 将 360mL 水和切成末的大葱放进锅内煮，至水量变成原来的 7 成左右。
3. 在锅内加入白米和步骤 1 的薏米，煮沸后用小火煮 30 分钟左右。
4. 煮好后加盐调味。

穴位自疗与小提示

治疗腰痛，可对阴陵泉、承山、太溪三穴进行指压或施灸。阴陵泉穴适合受寒就疼痛加重的 a 类型；承山穴特别适合 b 类型伴有下肢浮肿者；对于腰腿变弱的 c 类型，则选太溪穴。 此外，练习张开脚趾也有预防腰痛的作用。

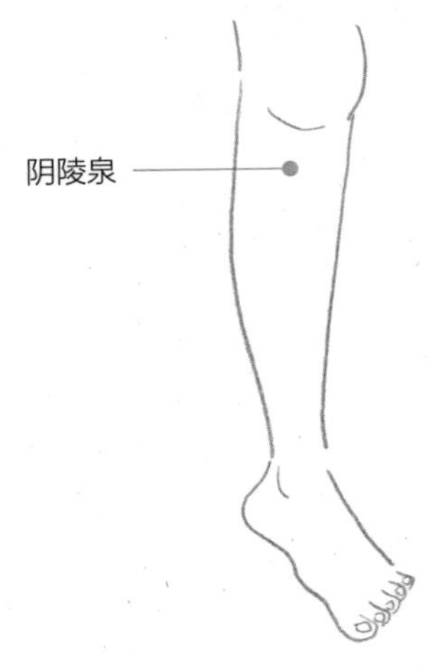

阴陵泉

从脚内踝沿着小腿骨内侧往上，在膝盖下方的骨突起下可触及凹陷，即为该穴。

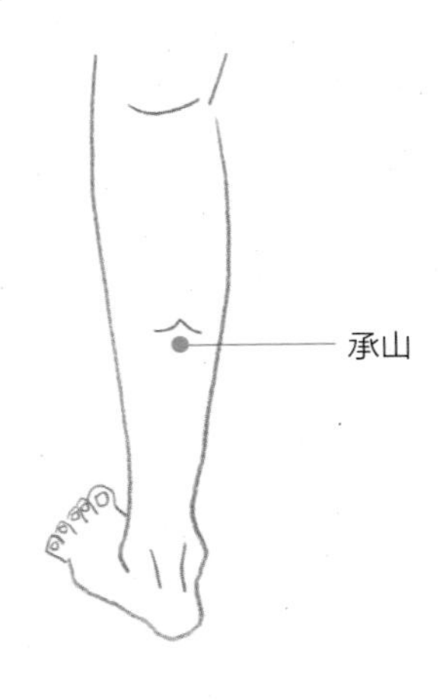

承山

伸直小腿或足跟上提时小腿肚下出现的“人”字尖角凹陷处。

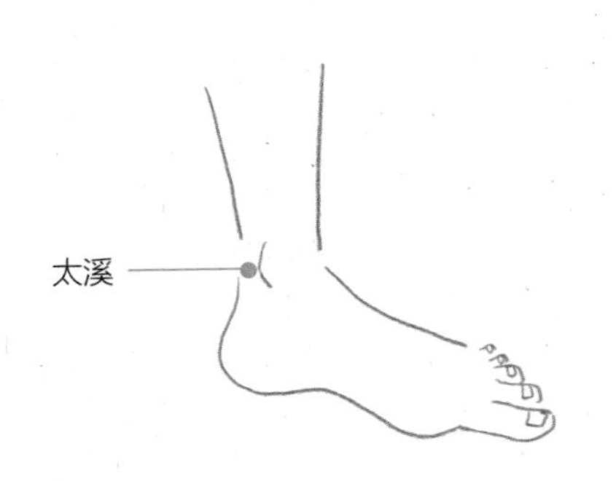

太溪

内踝后方，内踝与跟腱之间的凹陷处。

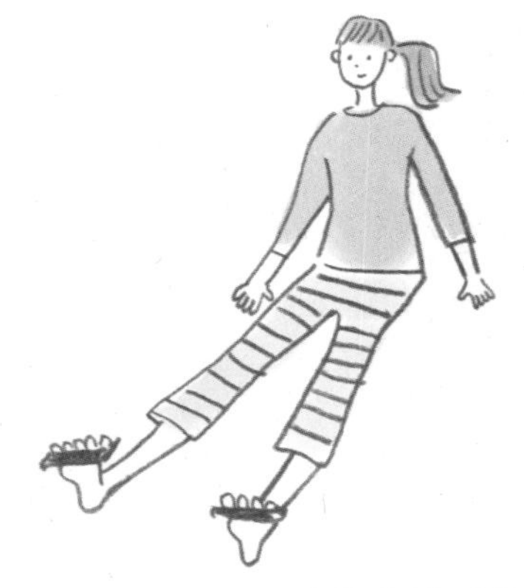

市面上有脚趾分离器或矫正器售卖，大家可巧妙利用，有助于增强腿脚活力，预防腰痛。

眼睛保健有妙招

随着人体的老化，人体许多机能都在减弱，眼睛亦不例外。如今，电脑、手机、电玩游戏机等已经广泛应用于我们的生活中，如果过度地使用这些电子产品，就容易造成用眼过度，影响眼睛健康。所以现在不少年轻人，也开始苦恼于视疲劳、视力不佳、干眼症、角膜炎等眼睛问题。中医认为，“五脏六腑之精皆上注于目”，而肝开窍于目，肾主藏精，因此肝肾功能与眼睛健康密切相关。眼睛问题，中医究其病因，大致分为以下类型。

a 肝气不调　肝气不调多见于易怒的人、遇事较真的人以及容易烦躁的人，其眼睛问题常为眼睛容易充血、发涩、肿痛等。

b 肝肾虚弱　因高龄或生病、压力增大等情况导致肝肾功能变弱的话，不仅会视物模糊，眼睛干涩，通常还会出现耳鸣、尿频、尿不尽等情况。

c 水液代谢不良　中医认为“肾主水”，肾功能减弱的话会导致水液代谢不良。受其影响，眼睛会变得容易疲劳，出现迎风流泪或眼睛干涩、发痒，视力减退等。

☑ 自我检查

眼睛不舒服的时候，请对照 a~c 的类型，进行相应的调理吧。

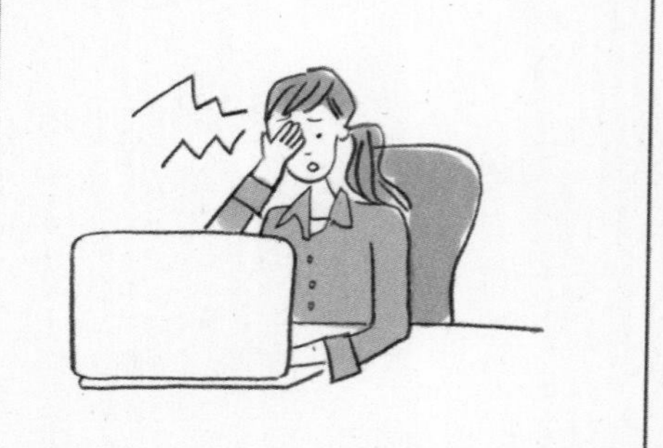

有效改善眼睛不适的中药

ⓐ类型　服用清肝明目的黄连解毒汤。

ⓑ类型　服用补肝益肾的杞菊地黄丸，此药对耳鸣也有效。如果伴有下半身虚冷，夜间尿频，就服用八味地黄丸。这两种药对老化造成的白内障、青光眼、视物模糊等有很好的效果。

ⓒ类型　服用苓桂术甘汤，改善水液代谢。

此外，对于年纪轻轻就颈肩酸痛厉害，并且视力减退的人，建议服用葛根汤。

促进眼睛健康的饮食方法

相关研究表明，鳗鱼、蚬贝、鲍鱼等富含牛磺酸，对缓解眼睛疲劳、预防视力减退有效。

对眼睛有益的食物

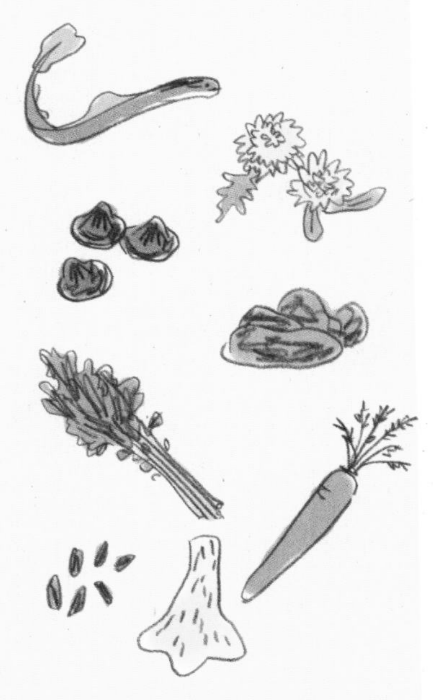

鳗鱼、蚬贝、鲍鱼、动物肝脏、菊花、枸杞、桑葚、桂圆、水芹菜、胡萝卜、山药等

对眼睛不利的食物

蒜头、生姜、辣椒、芥末、明太子、蘘荷等

清肝明目的菊花

菊花有清肝明目的功效，治疗视物昏花的杞菊地黄丸中就含有这味药材。到了秋天，市面上开始出现新鲜菊花， 大家可以试着将菊花加入饮食中，如汆烫菊花瓣拌醋吃。

中药房有干燥菊花售卖，可以买些冲泡成菊花茶饮用，轻松享受菊花的益处。另外，菊花也可以与莲子、桑叶、决明子等搭配组合，泡水代茶饮，清肝明目的效果更好。

改善眼睛不适
简单食谱

* 菊花茶

菊花能清肝明目，消除眼睛充血，是适合 a 类型人群的饮品。

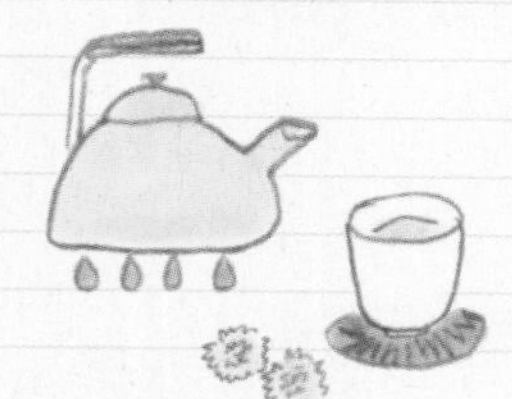

材料（2 人份）	
菊花（干燥）	3g

做法

将 400mL 水和菊花放进茶壶内，煮沸后关火，过 3 分钟后即可饮用。

* 枸杞山药汤

枸杞和山药搭配，能够补益肝肾，促进眼睛健康， 推荐给 b 类型人群。

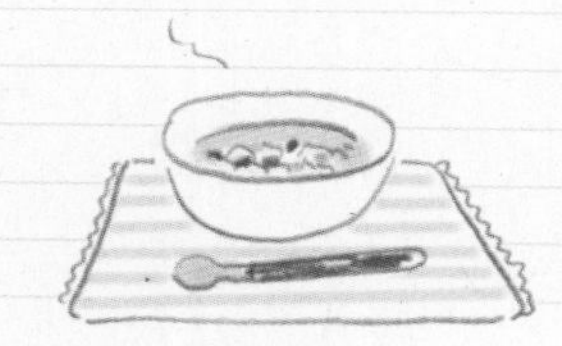

材料（2 人份）	
山药	100g
鸡骨高汤	400mL
枸杞	20 颗
盐	少许

做法

1. 将山药去皮，切成 2cm 长块。
2. 将鸡骨高汤和山药放进锅内，煮至山药变软，加盐调味。
3. 锅中加入枸杞，煮 3 分钟左右后关火。

* 炙煎牛肝拌水芹菜

有很好的改善眼部水液代谢的作用，推荐给 c 类型人群。

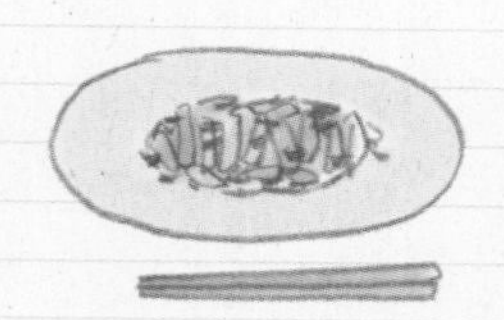

材料（2 人份）	
牛肝	200g
水芹菜	1/2 把
白芝麻酱	1 大匙
酱油	1/2 小匙
味淋	1/2 小匙
盐	少许
色拉油	1 大匙

做法

1. 将牛肝切成 5mm 薄片。
2. 将水芹菜切成 2cm 长段，水煮后彻底沥干水分。
3. 将平底锅加热，倒入色拉油，将步骤 1 的牛肝煎好后撒上盐，然后切成短条状。
4. 将步骤 2 的水芹菜与白芝麻酱、酱油、味淋拌匀后，铺在盘子上，再将步骤 3 的牛肝放在上面。

穴位自疗与小提示

首先要刺激天柱、肩井等穴位，充分放松颈肩部的肌肉，再用两手食指对睛明穴进行按压，之后沿着眉毛下方的骨头一直按摩至太阳穴。对太阳穴按摩完毕后，再沿着眼睛下方的骨头一直按摩到睛明穴。合谷穴也有助于消除眼睛疲劳，因此可对其进行指压或灸疗。肝功能下降者，可对行间穴进行指压，肾功能不好者则按压水泉穴。行间、水泉穴参见第 49 页。

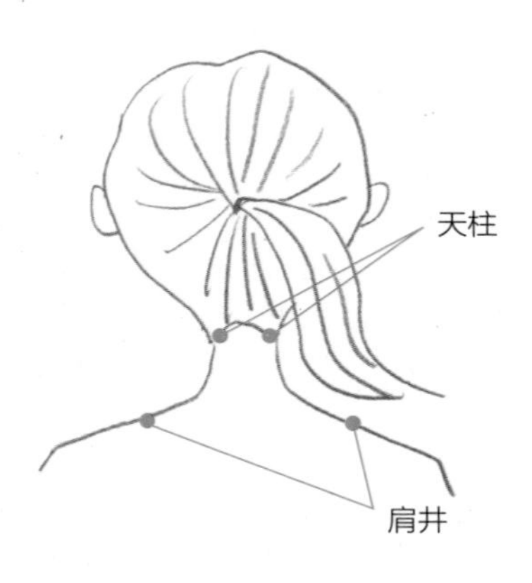

天柱

后发际中央向左右各移 1 拇指宽，在较粗肌肉的外侧凹陷处。

肩井

从后颈根部往左右各移 3 横指宽处，约位于肩膀中央最隆起的部位，与乳头在一条垂直线上。

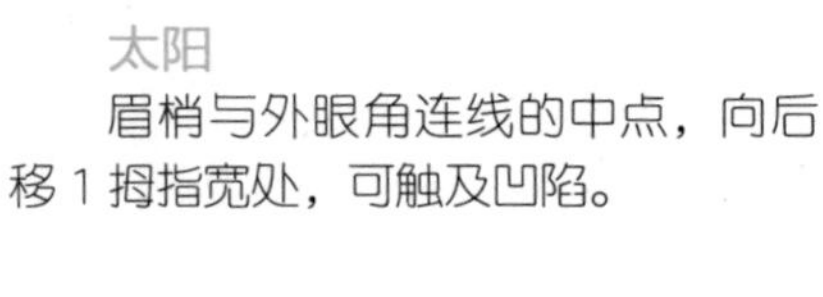

太阳

眉梢与外眼角连线的中点，向后移 1 拇指宽处，可触及凹陷。

睛明

内眼角稍上方，鼻梁顶端两侧的凹陷处。

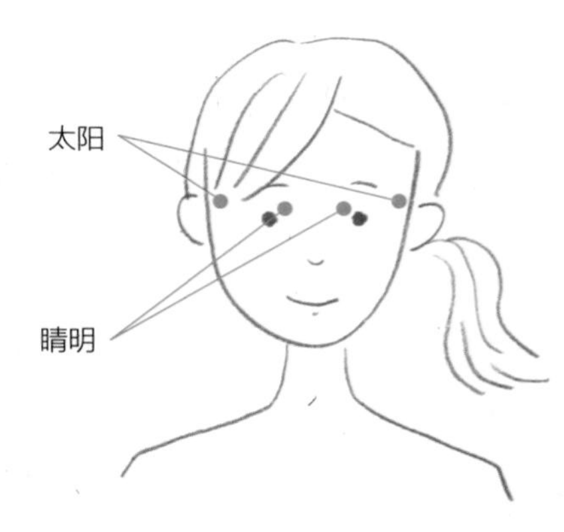

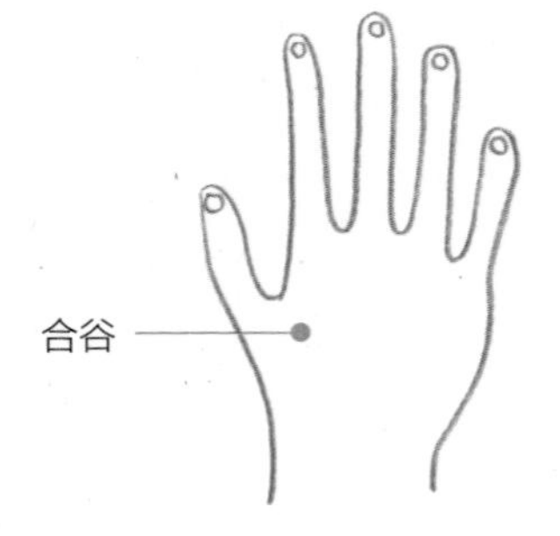

合谷

手背虎口处。将一只手拇指的指关节横纹压在另一只手虎口处的指蹼缘上，弯曲拇指，拇指尖下即是穴位。

我的中医体验
4

告别不良情绪与失眠

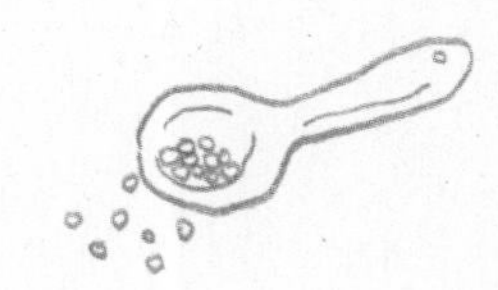

静香：48 岁

中医治疗经历：12 年

我以前的情绪很不稳定，总感到大家一直在注意我，觉得非常不安，有时候会突然哭出来，为此我一直在精神科接受治疗。

在医师的推荐下，我决定试着接受中医治疗。

为了调整我的生物钟，中医师对我进行了改善饮食生活和睡眠的指导，还开了具有安神定志作用的加味逍遥散让我服用。我听说精神科的药物如果突然停药，会出现戒断反应，所以就一边服用中药，一边慢慢减少精神科药物的剂量。

接受中医综合治疗 1 个月左右，我的情绪慢慢稳定下来了。经过 2 个月的治疗，我变得很少哭，日常生活也感觉很轻松。因为心中的不安减少了，我的睡眠质量也得到很好的改善。

现在，我按照每两个月一次的频率复诊，每次中医师都会认真了解我的身心状况，适时给予指导，让我觉得很安心。

我的中医体验

5

告别烦人小毛病，每天拥有好心情

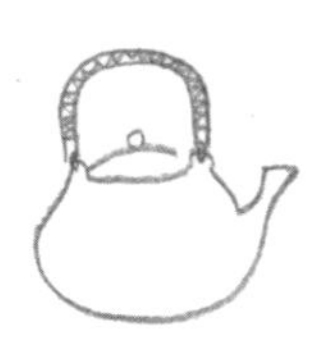

冬月：47 岁

中医治疗经历：2 年

我曾经有身体虚冷、痛经、气喘等问题，而且很容易疲劳，常常陷入无法工作的状态。但是到医院检查却没发现生理指标异常，所以也就无法接受任何治疗。我一直被这些身体的不适所困扰，在朋友的建议下决定试试中医疗法。

医生对我诊察后，开了改善虚冷症的苓姜术甘汤，并建议我在日常生活中少吃甜食、冰凉的东西和乳制品。后来，我按照每 20 天 1 次的频率复诊拿药，并在症状出现变化时及时向医生咨询。

服用中药、调整饮食的效果大约在治疗 30 天后开始出现，身体变得轻盈，早上起床也变得轻松很多。以前整个下半身感觉寒冷，经过一个阶段的治疗，已经明显改善，只是足部有时发冷，气喘症状也减轻很多。

如今我感觉自己的体质整个改变了，原本很容易疲劳，现在体力充沛，工作起来也很有劲。

我觉得只要采用适合自身体质和症状的处方，中医疗法真的很有效！

附录 药膳常用食材功效速查表

＊蔬菜、菌菇类

名称	主要功效	备注
西红柿	抗衰养颜，降压降脂，防治动脉硬化。	能润喉生津，预防中暑。
紫苏	镇咳祛痰，促进消化，消除胀气。	能止吐止泻，预防海鲜类食物中毒。
香菜	促进食欲，消除饭后胀气。	吃太多容易上火，有充血性眼病、特应性皮炎的人慎食。
蘘荷	清热除烦，活血排毒。	能预防口腔炎，改善痛经与月经不调。
生姜	发汗，暖胃，止吐，止泻。	能缓解感冒初期症状，预防因虾蟹等引起的食物过敏或中毒，对晕车、晕船也有预防作用。
蒜头	强力杀菌，降低血脂，强健血管，预防动脉硬化。	患有眼疾、肝炎、胃病的人慎食。
大葱	促进发汗，防治感冒，暖胃，促进食欲。	夜间盗汗以及平时容易出汗的人应避免吃太多。
洋葱	降脂降压，疏通血管，预防心脑血管病。	还有抗流感病毒的作用。
韭菜	增强肾功能，暖体开胃。	能促进血液循环，改善腰腿虚冷、性冷淡、遗精等。
芹菜	降压，安神，消除焦躁情绪。	能促进排尿，消除水肿，对预防动脉硬化也有效。
蜂斗菜	止咳，化痰，治疗气管炎。	能解毒消肿，捣汁含漱可治疗扁桃体炎。
西蓝花・菜花	抗癌，抗衰老，改善虚弱体质。	能强化肠胃功能，消除疲劳。
莴苣	利尿，清热，催乳。	能止腹痛，防治鼻出血与牙龈出血。
茼蒿	缓解焦虑，调理肠胃。	能预防口臭，对失眠、多梦有改善效果。
青椒	开胃助消化，预防胆结石。	有降脂降糖的作用。
白菜	生津除烦，止咳化痰，利尿消肿。	生白菜汁对宿醉很有效。有慢性腹泻的人应避免吃太多。
卷心菜	健胃整肠，消除疲劳。	能抗癌，改善胃及十二指肠溃疡，预防糖尿病、便秘、粉刺。就功效来看，生吃比较好，不过有虚冷症的人应避免生吃。
菠菜	改善气色，滋润肌肤。	能有效改善贫血、坏血病、慢性便秘。
油菜	清热通便，降脂排毒。	有消除宿醉的作用。

食材	功效	备注
木耳	化瘀排毒，抗辐射。	有预防动脉硬化的作用。
香菇	增强免疫力，抗病毒。	在流感多发季节，可用香菇炖鸡食用，增强机体免疫力，预防流感。
百合	宁心安神，润肺止咳。	可治疗心烦、失眠、口腔溃疡，预防粉刺复发。
牛蒡	抗癌，通便排毒，平稳血糖。	可治疗咽喉痛、舌头黏腻感。
莲藕	生食：除烦止渴，润肺止咳，改善各种出血性疾患；熟食：性由寒变温，健脾养胃，益气补血。	藕节含服可治疗急性咽喉炎；莲子有清心除烦的作用。
山药	健脾养胃，滋肾益精，降糖降脂。	山药能增强体力，在日本被称为『山中鳗鱼』。
马铃薯	健胃止痛，消除疲劳。	马铃薯有预防胃及十二指肠溃疡的作用。
芦笋	抗癌，保肝，预防动脉硬化。	芦笋中的叶酸很容易被破坏，若用来补充叶酸应避免高温烹煮。
竹笋	降脂减肥，治疗慢性便秘。	有胃溃疡、慢性肝病的人慎食。民间以虫蛀之笋供药用，名『虫笋』，有利尿消肿的作用，可治疗各类浮肿。
芜菁	暖胃止痛，缓解恶心、呕吐。	将芜菁根捣碎取汁，涂抹患处，可治疗乳腺炎、虫咬性皮炎，有解毒消肿的作用。
胡萝卜	益肝明目，健脾补血。	胡萝卜所含的胡萝卜素属于脂溶性营养素，只有经过油炒才容易被人体所吸收。也可以将胡萝卜切成块，与猪肉或牛、羊肉一起用压力锅炖煮。
白萝卜	促进消化，止咳化痰。	可有效缓解糖尿病初期的喉咙干渴；将晒干的萝卜叶煮汤，用于洗面或沐浴，有润肤的作用。
丝瓜	通乳调经，美容养颜，化痰平喘。	适合产后乳汁不通的妇女食用。
苦瓜	降脂降糖，清心除烦。	苦瓜有防治青春痘的作用。苦瓜中含有奎宁，会刺激子宫收缩，引起流产，因此孕妇慎食。
冬瓜	促进排尿，消除浮肿，清热解暑，缓解喉咙干渴。	冬瓜子是干燥的冬瓜种子，也是常用的中药原材料，除了能利尿消肿之外，还能止咳化痰，解毒排脓，改善白带异常。
黄瓜	除烦安神，利尿消肿，减肥降糖。	可缓解发烧引起的口渴与头痛。
南瓜	降低血糖、血脂，健脾养胃，增强体力。	南瓜子可促进母乳分泌，消除产后手脚水肿。南瓜子营养价值高，富含锌与铁质，可改善贫血。
茄子	促进消化，利尿消肿。	茄子是理想的低热量减肥食品。它含有大量的抗氧化剂，能加快体内的新陈代谢，还有增加饱腹感的特点。

*水产类

名称	主要功效	备注
鲫鱼·鲤鱼	利水消肿，除胀满，催乳。	适宜妊娠水肿、胎动不安、产后乳汁缺少之人食用，对肝硬化腹水也有辅助治疗作用。
鲈鱼	益肾补脾，健脑益智。	对贫血头晕之人有较好的补益作用。
沙丁鱼	健脑益智，补肝明目。	经常食用沙丁鱼 对于儿童的大脑发育和视力健康很有益处。
刀鱼	降脂降压，养颜美容。	含有丰富的镁元素，对心脑血管系统有很好的保护作用，有助于预防高血压。
鲭鱼	镇静安眠，降脂降压。	有较好的治疗神经衰弱的作用。
鲑鱼	补气暖胃，消除疲劳。	适合肠胃虚寒、容易感冒和手脚发凉的人。
鳝鱼	补肾壮阳，滋阴祛湿，强健筋骨。	被称为『水中人参』。有保肝作用，特别适合急慢性肝炎及黄疸之人食用。
鳗鱼	美容养颜，预防视力退化。	有『视力维生素』之称。在湿度较大的季节，吃鳗鱼有助于缓解身体困倦、关节痛与手脚水肿等问题。
甲鱼	滋阴降火，提高免疫力。	可防癌抗癌，对化疗所致虚弱、白细胞减少、贫血等有改善作用。
章鱼	养血通乳，解毒生肌。	患有痔疮者，以及女性产后化瘀、补虚、催乳，可适量食用。
花蛤	利湿消肿，祛除黄痰。	有稳定情绪的作用，可缓解压力与焦虑感。
文蛤	润喉止渴，止盗汗。	适合糖尿病人食用，还有缓解热眩晕的作用。
扇贝	营养神经，改善视力。	春天容易眼睛充血、身体不自主颤抖的人建议可多吃扇贝。
牡蛎	强精壮阳，缓解疲劳。	牡蛎中锌元素含量非常高，有助改善男性性功能。
虾	滋养强身，改善虚冷。	非常适合腰腿经常发凉的人。
螃蟹	化瘀排毒，利湿退黄。	有助于消除黄疸和产后腹痛。
海蜇皮	消食化痰，除酒毒，解宿醉。	从事理发、纺织、粮食加工等与粉尘接触较多的人常吃海蜇皮，可有助身体除尘积、清肠胃，保障身体健康。

名称	主要功效	备注
鸭肉	除燥热，祛湿气。	更年期烦热症状明显者，可将鸭肉与薏米、百合、大枣一起煲汤食用。
鸡蛋	滋养身体，补充能量。	将鸡蛋黄放入不锈钢勺内置于铁锅中，用文火熬至蛋黄油出，放凉备用。蛋黄油有清热消肿之功，可用于治疗各类炎症，如急、慢性中耳炎。
鸡肉	增强体质，提振食欲。	流感多发季节，可以将香菇和鸡一起炖煮食用，有增强抵抗力、抗病毒的作用。
羊肉	温肾健脾，改善虚冷体质。	有助于妇女产后体力的恢复。
牛奶	滋养身体，生津润燥。	有很好的呵护肌肤与秀发的作用。
牛肉	强健腰膝，改善虚弱体质。	将核桃与牛肉炖煮食用，有补气养血的作用，很适合贫血的人食用。

*肉、蛋、乳类

海苔	止咳化痰，消痈散疖。	对声音嘶哑或失音，恶心或干呕有改善效果。
海带	软坚散结，降脂降压。	对子宫肌瘤、卵巢囊肿有辅助治疗作用。海带中含有的褐藻酸钾有维持人体钾钠平衡的作用，可辅助降血压。

*水果、果实类

名称	主要功效	备注
荔枝	补充能量，增强免疫力。	能止恶心、打嗝，调治晨间腹泻。
草莓	美容养颜，开胃明目。	可缓解干咳与喉咙痛。

*豆、谷、种子类

名称	主要功效	备注
莲子	养心安神，补脾止泻。	能改善睡眠，缓解焦虑，降低血压。
杏仁	止咳平喘，润肠通便。	持续咳嗽、喉咙干燥时，可将杏仁与黄豆倒入全自动豆浆机中做成杏仁豆浆饮用。
银杏	止咳祛痰，预防动脉硬化。	对白带较多、尿频、遗尿有改善作用。
芝麻	滋养身体，抗衰老。	黑芝麻补肾益精，可缓解耳鸣、眩晕；白芝麻润肺通便，美肌养颜。
薏米	利湿消肿，缓解肌肉与关节痛。	有减轻面部粉刺、色斑的作用。
粟米	健脾和胃，温中补气。	平时自汗或盗汗的人，建议每天早晨煮粟米粥食用。
荞麦	降压，降脂，降血糖。	可缓解因心情紧张或郁闷情绪引起的恶心、胀气。
豌豆	健胃消食，润肠通便。	有助于减轻皮肤油脂分泌，非常适合油性皮肤的人食用。
黑豆	补肾益精，化瘀排毒。	对月经不调、腰膝疼痛有改善作用。
黄豆	提高免疫力，延缓衰老。	有助于减缓更年期焦躁情绪。
绿豆	清解暑气，解毒祛湿。	对口腔炎、眼睛充血有缓解作用。
红豆	利尿消肿，抗癌，促进乳汁分泌。	还有清热排毒，消除粉刺的作用。

食材	功效	说明
栗子	补肾强腰，健脑聪耳。	用栗子炖鸡熬汤食用，具有很好的滋养效果。
核桃	补肾益精，补脑益智。	将核桃仁加冰糖捣成『核桃泥』，密藏在瓷缸内，每次取2匙，放入杯中，用开水冲开，杯中会有一层白色液体浮起，这就是『核桃奶』，美味又有营养。
山楂	降脂，降压，防治动脉硬化。	用山楂100克水煎服，可治疗轻中度细菌性肠炎。
桑葚	益肾固精，明目黑发。	月经不调或经行乳房胀痛，胸闷烦躁者，可服用桑葚红糖饮。做法：桑葚50克，红糖适量，水煎半小时左右。
桂圆	补益心脾，安神定志，养血安胎。	有助于治疗神经衰弱、失眠、健忘。
无花果	抗癌降脂，利咽消肿。	无花果肉外敷，可治疗皮肤无名肿毒。
甘蔗	清肺润燥，利尿祛火。	可缓解肺热咳嗽、尿赤尿灼。小朋友多眼屎兼脾气暴躁时，可用甘蔗配白茅根、红萝卜煮水喝。用甘蔗汁煮饭，能够和胃宽中。
橘子	清咽利喉，健脑降脂。	橘络，即橘肉上的白色网状丝络，有通络、化痰、理气、消滞等功效，可治疗胸闷、肋痛。
柿子	护心解酒，涩肠止血。	对痔疮出血有疗效。柿霜可治口疮，柿蒂（3~5个）煮水服用可治打嗝、夜尿症。
苹果	健脾养胃，养心益肺，增强免疫力。	苹果泥对慢性肠炎、婴幼儿秋季腹泻有一定调理作用。
梨	生食清热降火，熟食滋阴润肺。	将梨泥添加在烤肉酱汁中，用来腌渍肉类，既可去除腥味，又能软化肉质，提升美味度。
西瓜	清热利尿，养心除烦。	西瓜蒂煮水放凉后漱口，有治疗口腔溃疡、咽炎的作用。
香蕉	润肠通便，保护胃黏膜。	有助于缓解不良情绪，稳定血压。
樱桃	祛风湿，利关节。	有助于排尿酸，适合痛风患者。
桃	补气养血，保肝利胆。	桃未成熟果实的干燥制品，名『碧桃干』，有止虚汗、盗汗的功效；用桃树的枝叶煮水放凉后洗浴，有防治婴幼儿痱子的作用。
葡萄	益心补血，保肾利尿。	葡萄汁一小杯，加生姜汁少许，调匀喝下，有止吐作用。
菠萝	醒酒解腻，消食止泻。	特别适合饭后食用。

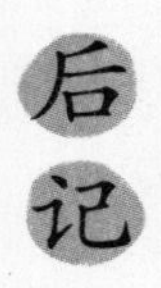

后记

中医疗法的本质，并不是杀死造成疾病的病原菌或病毒，而是通过促进身体的新陈代谢，提升免疫力，激发自愈力，进而达到治疗疾病，改善体质的目的。如，在知名的治疗感冒的方剂——葛根汤中，使用的药材其实并没有明显的抗菌或抗病毒的作用，它是通过调动人体的抗病能力，促进发汗，来驱走病邪；如果因感冒而引发腹泻或膀胱炎，则通过调整肠道或膀胱的水液代谢来进行治疗。

再如，为许多女性所苦恼的“虚冷症”——一种算不上疾病的身体不适，还有原因不明的痛经、不孕等，通过中医疗法都能获得较满意的疗效。在西医学领域，其实并没有“虚冷症”这种病名，所以也就没有针对性的治疗方法。不过，通过服用适当的中药，配合穴位按摩、饮食调养等，可以改善虚冷的体质，给受虚冷症困扰的女性朋友带来了福音。

另外，在中药方剂里，我们会发现有很多食材被作为药材使用。如在日常饮食生活中大家常接触的红豆、薏米、生姜、大枣、山药、枸杞、莲子、百合等都是货真价实的药材。在本书中我从“药食同源”的角度，也向大家介绍了如何活用身边的食材，将中医的养生理念融入日常生活中。

当前，在WHO（世界卫生组织）的大力倡导下，“自我健康管理”的理念已经深入人心。自我健康管理，简单说来，就是每个人要对自己的健康负责。要做到这一点，我们首先要清楚地了解自己从双亲遗传而来的体质，进而建立适合自己的生活方式；其次，不要过分依赖医生和药物，良好的心态、科学的观念是对抗疾病的法宝；最后，不要生病了才去关注健康，日常就要养成良好的健康习惯，时时观察自身的健康状况，做到防微杜渐。以上也就是中医所讲“治未病”。因此希望大家多多了解中医，做自己的中医师，守护家人的健康！

当然，大家对于中医诊断、中药使用不了解的地方，要向中医药专业人员咨询，切莫闭门造车，盲目应用，更不能排斥必要的西医诊断、检查和治疗。

真心希望本书的内容能帮助各位读者及其家人实现自我健康管理，拥有健康的生活。

我要感谢协助制作本书食谱的横滨蒙特利酒店日本料理“随缘亭”的料理长，也是横滨药科大学讲师的松崎英司先生，以及协助我写作的横滨药科大学教授大石雅子女士。

根本幸夫

◆ 参考文献

1. 横滨药科大学．中医药膳学．万来舍，2012.
2. 综合汉方研究会．温和汉方手册．平和堂，2002.
3. 根本幸夫．厨房里的汉方．MAC 株式会社，2003.
4. 昭和汉方生药研究会．汉方 210 处方生药解说．时报社，2003.
5. 横滨药科大学汉方和汉药调查研究中心．图解汉方重要处方 60. 万来舍，2014.
6. 根本光人，根本幸夫，根井义智．阴阳五行说的产生及发展．药业时报社，1991.
7. 彭铭泉．中国药膳学．人民卫生出版社，1988.
8. 杨日超．中医诊断学与中医疗法．中国医药学院（日本），1976.
9. 南京中医药大学．中药大辞典（第 2 版）．上海科学技术出版社，2014.
10. 成都中医学院．中药学讲义．人民卫生出版社，1961.